一・週・輕・控・醣
擺脫脂肪肝

ズボラでもラクラク！1週間で脂肪肝はスッキリよくなる

栗原毅 著　楊鈺儀 譯

【不忍耐、不挨餓，
快速減去內臟脂肪】

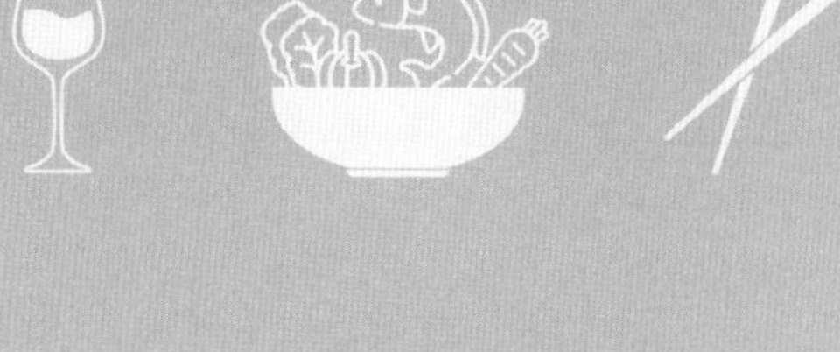

前言 高血壓、糖尿病、心肌梗塞、腦梗塞、痛風、失智症都能改善！

脂肪肝是「各種生活習慣病的前兆」。若能預防，人生將會改變！

為什麼近年來有**不少人的生活習慣病（又稱文明病）**愈來愈嚴重了呢？我發現，在這些人身上，於生病的初期階段都一定會出現「某個症狀」。

那就是「脂肪肝」。

失智症、糖尿病、腎臟病、心肌梗塞與狹心症、蜘蛛網模下腔出血與腦梗塞、高血壓、牙周病、痛風等**各種生活習慣病，都是由脂肪肝引起**。

反過來說，只要能預防脂肪肝，就能預防生活習慣病。即便是已發病的，也不會重症化。

或許也有人不太清楚脂肪肝這個詞，但只要了解以下兩點即可。

脂肪肝是各種生活習慣病的開端，是前兆。

只要預防脂肪肝，幾乎就能預防各種生活習慣病變嚴重。

其實有很多日本人都有脂肪肝，患者數推估有三千萬人，據說**四人中竟就有一人罹患脂肪肝**。各位或許覺得很可怕：「這麼多！會不會我自己也有？」

脂肪肝還有兩項更恐怖的事實。

第一個是沒有明顯的症狀，所以幾乎沒有人會察覺到自己有脂肪肝。

第二個則是一旦脂肪肝惡化，在五～十年間就會變成肝硬化，有時還會變成肝癌。

脂肪肝會在不知不覺中惡化並引發生活習慣病，若置之不理，將會變成為危及到性命的恐怖疾病。

生活習慣病之樹

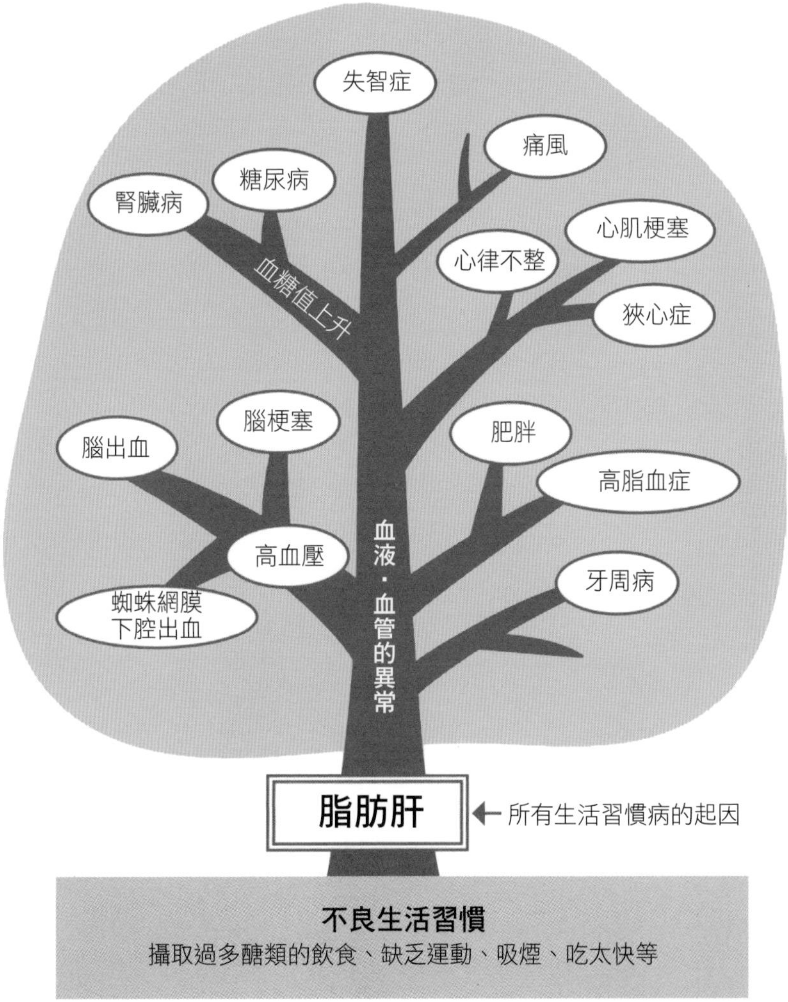
失智症
痛風
糖尿病
腎臟病
心肌梗塞
心律不整
血糖值上升
狹心症
腦梗塞
腦出血
肥胖
高脂血症
血液・血管的異常
高血壓
牙周病
蜘蛛網膜
下腔出血
脂肪肝
所有生活習慣病的起因
不良生活習慣
攝取過多醣類的飲食、缺乏運動、吸煙、吃太快等脂肪肝是中性脂肪堆積在肝臟中的疾病。在健康者的肝臟中，約有三～五％的中性脂肪，**若是超過三〇％的狀態就稱為脂肪肝。**

即便超過三〇％，身體的外觀也不太會顯現出改變。肝臟是由超過兩千五百億個肝細胞所組成的巨大臟器。即便情況稍有變差，也不痛不癢，所以肝臟被稱為「沉默的器官」。在這沉默中，就潛藏著脂肪肝。

在此，請利用第七頁的表格，檢視自己的生活習慣。

有沒有哪些是符合自身情況的？一般來說，要是有超過五個以上就要注意。但**我認為，即便只有符合一項，都有罹患脂肪肝的可能性**。

或許有人會覺得：「即便一個都有？這說得太過頭了吧。」

這絕非誇大。脂肪肝就是那麼容易罹患上的疾病。

可是，請放心。脂肪肝雖容易罹患，但另一方面也容易治癒。只要改掉符合表中的習慣，輕症者在一週內、中間程度的人約在三週內都能立刻出現變化、有所改善。

本書中將會介紹許多自我改善脂肪肝以及預防的簡單方法。雖說脂肪肝沒有明確的自覺症

檢查容易罹患脂肪肝的生活習慣

有符合的請打勾。若有五個以上的勾就要注意，最好能立刻進行改善。

1	花在吃飯上的時間經常都是在十分鐘以內	
2	每天吃水果	
3	一個禮拜有超過三次的中餐是吃麵類	
4	一個禮拜有五天都吃超過兩碗飯	
5	抽煙	
6	收縮壓在130mmHg以上	
7	覺得口乾	
8	晚上不好入睡	
9	早上起床時仍覺得疲累	
10	用餐時先吃白飯	
11	沒有運動的習慣	
12	沒什麼興趣	
13	覺得肚子凸出	
14	喜歡重口味的食物	
15	覺得肌力衰退	

狀，但只要利用本書的方法改善肝臟狀態，就一定能實際感受到「啊！身體狀況變好了！」

實際上，在第一二七頁中介紹的四十歲D小姐，單只是進行了我做的指導，本來很高的血糖值在**三週內**就恢復到正常值了。而且被稱為**「健康指數」的白蛋白質也提升，肌膚的光澤也如煥然一新般變好了**。

雖持續治療了糖尿病五年但都未見改善的五十多歲E先生也一樣。單只是進行了兩種飲食方式而已，達至危險值的糖化血色素、AST、ALT的數值，都在三週內改善了（請見一四五頁）。我真想讓大家看看E先生那時驚訝說著：「怎麼可能！」的表情。

脂肪肝是引致生活習慣病的恐怖疾病，但絕非棘手的疾病。**不論是原因還是改善方法都很明確**。

以下我將會做詳細的解說。

所有改善方法對任何人來說都可以立刻進行。或許有人會驚訝道：**「就這樣？」**或是覺得**「可以吃這個？」**可是，所有方法當然**都是基於臨床資料與科學研究的成果，是確實經過驗**

證，都是保證有效果的。

若讀者們能在生活中運用這些擊退脂肪肝的方法，一輩子都健健康康的，那就太好了。

栗原毅

目錄

第2章

九成的生活習慣病都是從脂肪肝開始
——連高血壓、糖尿病、心肌梗塞、痛風、失智症都是！

第4章

效果卓越！「巧克力」與「酒」的新健康習慣

——既美味又能提升血液循環與免疫力

第5章 只要改變飲食方式，就能同時實現治療與預防！

——常保年輕，不太會罹患失智症

第6章 零壓力！靠輕肌力訓練打造「低脂肪體質」

——這樣做就能持續下去喔，而且隨時隨地都能做！

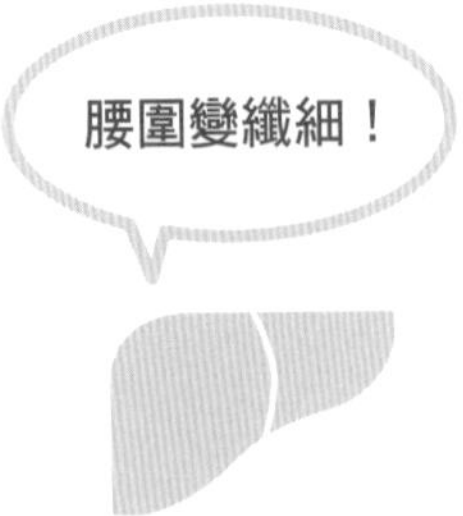

腰圍變纖細！

第 1 章

脂肪肝沒有自覺症狀，所以很恐怖！

要注意這點

01

什麼是脂肪肝？為什麼會罹患脂肪肝？

了解人體最大臟器——肝臟的三大機能

■肝臟能將攝取過多的醣類轉變成中性脂肪並儲存起來！

脂肪肝是過多中性脂肪積存在肝臟中的疾病。首先讓我們來深入了解肝臟這個器官。因為這是了解脂肪肝並研究出對策的捷徑。

肝臟是身體中最大的一個臟器，重量有一・二～一・五公斤，聚集了有兩千五百億個以上的肝細胞，有超過兩千種的酵素在進行各種工作，所以也被稱為「體內的化學工廠」。它們的工作概括起來是以下三樣。

①代謝營養素。

②解毒有毒物質。

③製造膽汁。

肝臟的三大功用

代謝營養素

將醣類、蛋白質、脂質等營養素轉變成人體能使用的形式，並蓄積起來。

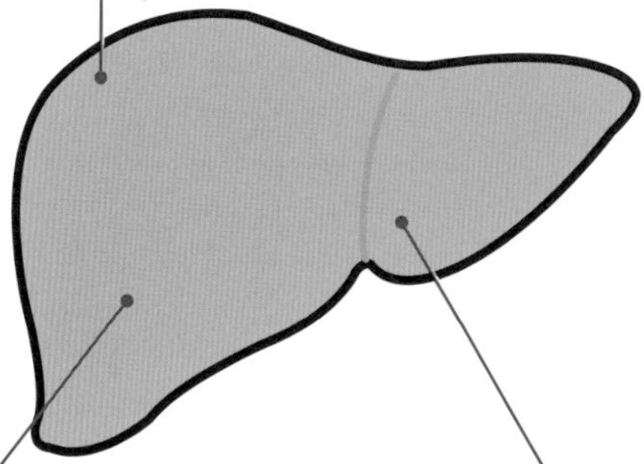

生成膽汁

製造能乳化脂質、使其好吸收的膽汁。膽汁會儲存在膽囊，因應必要情況，會在十二指腸中分泌。

解毒有毒物質

分解直接進入體內後會引起中毒的物質。也含有區分服用的藥物成分這個機能。

肝臟中有超過兩千種的酵素在工作，進行代謝或排毒。因此被形容是「體內的化學工廠」。

其中，與脂肪肝最為相關的就是**「①代謝營養素」**。

代謝的作用是將從外界攝取進來的物質轉變成對身體有益的形式，提供或儲存在臟器裡。肝臟會代謝醣類、蛋白質、脂質等營養素，要了解脂肪肝、生活習慣病，搞懂**醣類的代謝（糖代謝）**尤其重要。

被吸收進體內的蛋白質會因為消化酵素的作用而被分解為葡萄糖。葡萄糖會被搬運至全身，作為各臟器的能源被消耗掉。

另一方面，肝臟會將葡萄糖合成為糖原並儲存起來。然後，當血液中的葡萄糖（血糖）不足，就會將糖原還原成葡萄糖，釋放至血液中。也就是說，肝臟不只是代謝醣類，也肩負著安定血糖值的任務。

可是，糖原的儲藏量是有限度的，若葡萄糖過多，**肝臟就會將葡萄糖轉變為中性脂肪儲存起來**。然後在器官或臟器需要能量時，還原為葡萄糖，釋放至血液中。

現在，請記住，這時候與**胰島素**有著很深的關連。

肝臟儲存中性脂肪這件事，可說是維持生命不可或缺的機能。

即便幾天不吃東西，身體也不會馬上停止運作。因為儲存在肝臟中的中性脂肪會轉變為能量。

可是，儲存在肝臟中的中性脂肪量也是有限的。若變成了「肝臟再也儲藏不了！」的情況，中性脂肪就會一口氣滿溢到血液中，血糖值以及中性脂肪質就會上升，引起各種生活習慣病。肝臟也會變得肥大，連代謝機能都會降低。

之所以說**「脂肪肝是所有生活習慣病的起始源」**，就是這個緣故。

02

小心！就算不喝酒也會罹患「非酒精性脂肪肝」

■唯有每天牛飲，喝酒才是有害的！

前面提到了肝臟的工作有**「②解毒有毒物質」**，其中為人所熟知的應該就是分解酒精了。酒精在肝臟中會從乙醛轉變為乙酸，最終變為二氧化碳與水。

「飲酒過量對肝臟不好」指的是，每天的飲酒量幾乎讓解毒作用追不上，導致肝臟處於疲累困頓的狀態。

若適量喝酒，反而是有益健康的。

可是，大量飲酒的人有很高可能性會罹患脂肪肝，所以請小心。因為若是飲酒過量，就跟攝取醣類過量一樣，會提高肝臟合成中性脂肪的工作量。

脂肪肝可大致分為兩種。

①酒精性脂肪肝。

②非酒精性脂肪肝。

喜歡喝酒的人罹患酒精性脂肪肝的風險較高，但**只要戒酒或減少飲酒量，就能迅速改善**。

非酒精性脂肪肝的形成主因為攝取過多醣類，導致中性脂肪積存在肝臟中。本書所說的「脂肪肝」，主要指的就是這類。有人會誤以為：「只要不喝酒，就不會罹患脂肪肝。」但若是**醣類攝取過量，就一定會罹患脂肪肝**。

此外，肝臟的另一項工作是**「③製造膽汁」**。膽汁是個很重要的液體，負責乳化脂肪，能幫助消化。肝臟會製造膽汁，然後儲存在膽囊中。

03

因為沒有自覺症狀，所以要觀察ALT、AST、γ-GTP

■若有做健康檢查或血液檢查，要先檢視這些！

脂肪肝的棘手之處在於沒有明顯的自覺症狀，讓人不會察覺到自己生病了。若沒有自覺症狀，無法發現自己有沒有罹患脂肪肝，那該怎麼辦呢？

對此，在肝臟中與蛋白質代謝有關的三個酵素就能成為指標。那三個酵素分別是ALT（GPT）、AST（GOT），以及γ-GTP。

肝臟中若積存有中性脂肪，肝細胞就會發炎，肝臟機能會衰弱。更甚的是，若中性脂肪的比例超過三〇％，肝細胞就會因其中所積存的脂肪低而受損，使得ALT與AST滲出至血液中。大部分的ALT都是只存在於肝臟中，AST則含於肌肉中，兩者的不同處就在此，但兩者的基準值都是一〇～三〇IU／ℓ。

若脂肪積存在肝臟中……

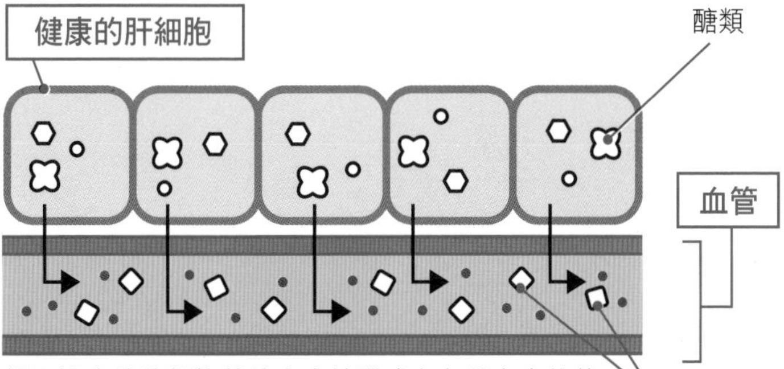

攝取進來的醣類等營養素會轉變成在各器官中能使用的形式（葡萄糖等），釋放至血液中。多餘的醣類會作為中性脂肪儲存起來。

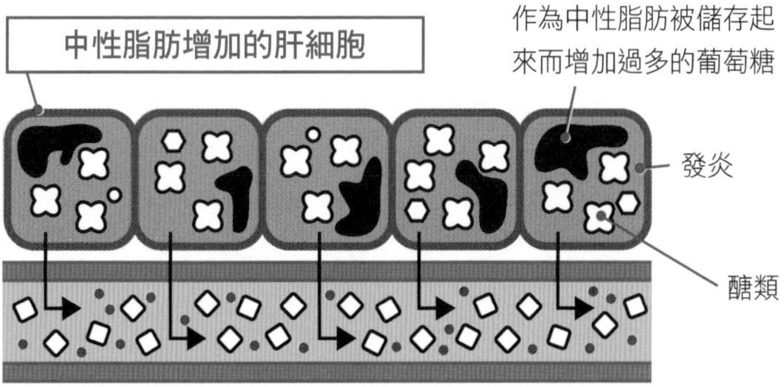

中性脂肪一旦增加，肝細胞就會發炎。結果本來用以分解蛋白質的酵素AST與ALT就會流出至血液中。目前已得知，若量過多就會引起脂肪肝。

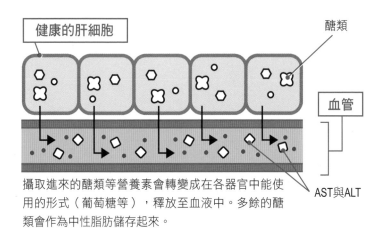

可是我是將五～十六IU／ℓ以下這個嚴格的數字設定為理想值。請想成是，**ALT**或是**ALT與AST兩者的數值若都超過了十六IU／ℓ，就算是罹患脂肪肝**。

若包含AST的數值都很高時，就有可能罹患心肌梗塞或肌肉方面的疾病。

而且，**AST的數值若高於ALT時，就可能有酒精性脂肪肝**。

也請關注一下γ-GTP的數值。γ-GTP是含在膽汁裡的酵素，標準值在〇～五〇IU／ℓ。它對酒精很敏感，若γ-GTP的標準值上升了，就疑似有酒精性脂肪肝。**只是單純經常喝酒的人，γ-GTP的數值也會上升。可是只要戒酒一段時間，數值就會下降**，之後只要再度檢查，就能分別得出是單純喝酒過多，還是罹患了脂肪肝。若是酒精性脂肪肝，最重要的就是**要將飲酒量控制在第一三四頁所標示的量以下，同時避免食用脂肪量多的食品**。

肝臟機能的檢查項目與標準值

ALT（GPT）
標準值 10～30 IU/ℓ
理想值 5～16 IU/ℓ
大部分存在於肝臟裡的酵素，即便是在標準值內，只要超過了20 IU/ℓ，就有很大可能性有脂肪肝，要修正對醣類的攝取。若是罹患了脂肪肝與肝炎，這個數值都會變高，但要注意，若惡化到變成肝硬化，就會變低。

AST（GOT）
標準值 10～30 IU/ℓ
理想值 5～16 IU/ℓ
不只包含在肝臟中，也含於骨骼肌與心肌中，與ALT相較，能看出肝臟機能的狀態。若比ALT還高，就疑似是飲酒過量以及醣類攝取過多。

γ - GTP
標準值 0～50 IU/ℓ
在肝臟中生成、排出到膽汁中的酵素。是酒精性肝障礙的標準，但很多時候會因攝取醣類過多或壓力而導致數值上升。

04

若置之不理，就會演變成「肝炎」↓「肝硬化」↓「肝癌」

■不讓脂肪肝變得常態化就是健康的祕訣

若對脂肪肝置之不理，它就有可能惡化成為肝炎、肝硬化，所以是個恐怖的疾病。最糟的情況是就是變成肝癌。

若是到肝炎的地步，還有恢復的可能，但**若變成了肝硬化，就難以回復到正常的健康狀態**。到了肝硬化時，會出現明顯的自覺症狀，像是黃疸及浮腫（水腫），但到這地步才有所察覺已經晚了。

脂肪肝可以說是醣代謝所造成的結果，但也可以想成是**在每次吃飯時就是在重複著罹患、消除脂肪肝**。長保健康的祕訣就是別讓脂肪肝變得常態化。

ALT、AST、γ-GTP是在健康檢查或血液檢查時一定會檢查的項目。若此前都跳

從照片中看到的肝臟變異

健康的肝臟

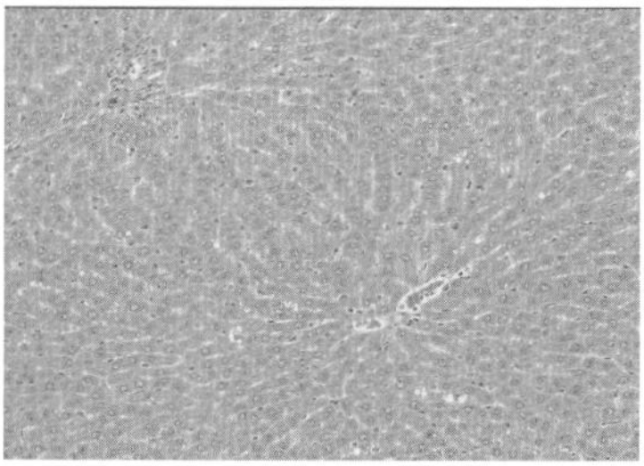

隨處可見白色的中性脂肪，視情況這些會轉變為葡萄糖，成為能量源。

脂肪肝

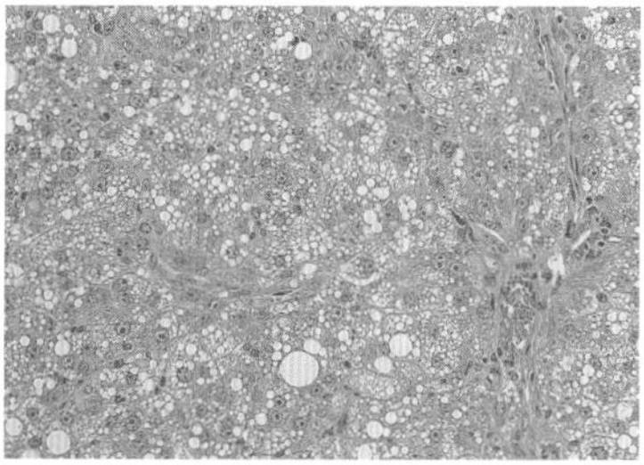

與健康的肝臟相較，增加了不少中性脂肪。AST與ALT的數值都有在上升。

肝硬化

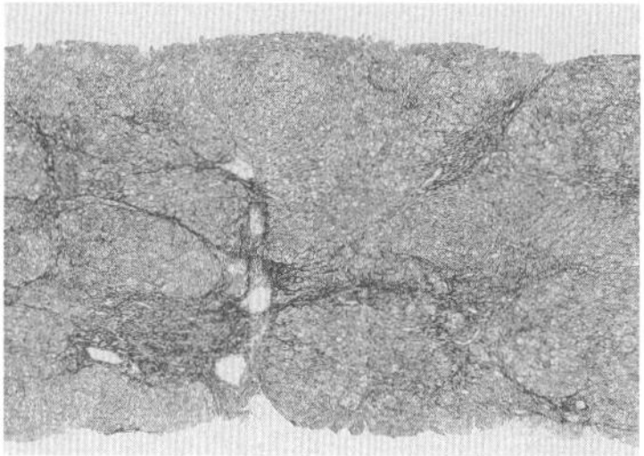

全體看起來都是白色的。顏色之所以會變深，是因為肝臟組織中出現纖維化變硬的部分。肝臟全體也收縮了。難以回復到正常的健康狀態。

過此項檢查的人，請務必要回頭檢視。

用眼睛去確認肝臟狀態的惡化情況吧。請看第三十三頁的照片。最上面的是健康的人的肝臟。**肝細胞中間散布著看起來白色的東西就是中性脂肪。健康的肝臟可以儲存四十～五十公克的中性脂肪。**

第二個是脂肪肝患者的肝臟。中性脂肪增加了，肝臟肥大化。這樣的情況若是惡化，就會形成肝炎。

第三個是變成肝硬化的肝臟。組織出現了纖維化，有著凹凸不平如黑色硬塊的東西。

應該很多人會覺得「光看著就很毛骨悚然」吧。肝臟整體都收縮起來，難以回復到健康、正常的狀態了。再重複一遍，脂肪肝是很好治癒的，但另一方面，若置之不理，將會是非常危險的疾病。

05

日本約有三千萬人罹患脂肪肝。肝機能異常的患者也在急速增加中

■四人中就有一人罹患有脂肪肝。不能說「自己很健康」

脂肪肝是罹患生活習慣病的第一步，這項事實可以從推定日本約有三千萬人罹患脂肪肝這個數字來確認。日本人中，每四人就有一人罹患有脂肪肝。

生活習慣病的代表，**像是高血壓、糖尿病的患者，各自約有一千萬人，而脂肪肝的患者則是其三倍**。

以下再舉出一個關連的數字。根據二〇一五年日本健康檢查學會所發表的資料指出，**發現肝臟有異常的患者人數，約占全體的三十三%**。高膽固醇的患者人數則是占第二名的多。

肝臟機能異常指的就是ALT、AST、γ-GTP數值很高，所以從這裡也可以了解脂肪肝是如何擴大的。

06

單只是戒掉吃「糖」的習慣，血液檢查的數值就會好轉！

■血液檢查是「沉默器官」肝臟的代言人

患者A小姐（七十歲）在讀了我的書後來到了我們診所。她很會社交，剛踏入診療室時，就從包包中拿出糖果並給了我一顆，然後開始開心地說起了孫子與朋友的事情。

她的血液檢查並沒有特別突出的不好數值，但ALT、AST以及白蛋白等數值都還有改善的空間，糖化血色素（HbA1c）的數值很高才是問題。

白蛋白是肝臟製造的蛋白質，會顯示出肝臟以及營養的狀態。在「前言」中也提到了它之所以會被稱為「健康指數」的原因。

糖化血色素是顯示紅血球中血紅素與醣類結合比例的數據，與糖尿病有密切關係。

診察A小姐時，我關注到了她包包中的糖。她似乎隨身都會帶著糖，然後分給遇見的人。

70歲A小姐血液檢查數值的變化

各目標值 \ 測量日		10/3	11/7	12/12	1/16	2/13	3/13
AST	16（IU/ℓ）以下	17	13	15	14	11	16
ALT	16（IU/ℓ）以下	19	16	14	15	15	17
γ - GTP	0-80（IU/ℓ）以下	42	40	35	50	40	37
HbA1c	4.6-6.2（%）	8.7	8.6	8.5	8.3	8.4	8.5
血小板數	15（X10^4μℓ）以下	17	14.9	14.8	16.9	14.9	14.7
葡萄糖	70-109（mg/dℓ）	195	215	136	209	202	172
白蛋白	4.5（g/dℓ）以上	4.3	4.3	4.4	4.4	4.5	4.3

從這個時候開始
戒掉吃糖的習慣

再開始吃糖

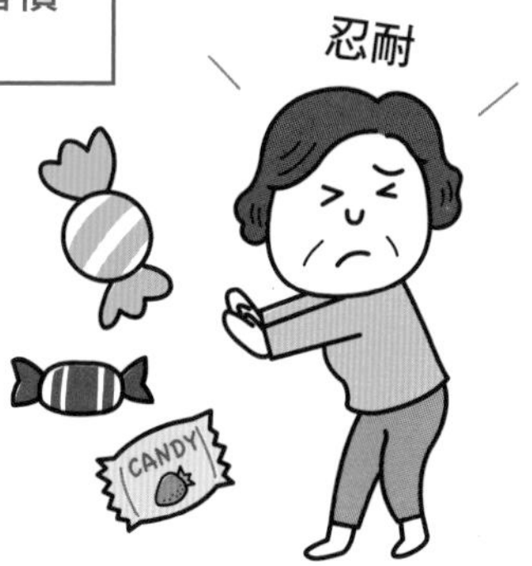

這是年長者經常可見的貼心習慣。

可是這裡有個問題。每次給人時，她似乎自己也會吃，所以據說好像也會有一天吃超過十顆的情況。

一看糖果袋的成分表會發現，有**九十五％都是糖分**。**因攝取過多糖分而使得中性脂肪增加，有形成脂肪肝**的風險。這是典型非酒精性脂肪肝的例子。

我建議A小姐改掉在包包中放糖的習慣。她勉強同意了，並與我約定會改。

之後，A小姐依舊定期來診所接受血液檢查，開始戒糖後，數值開始慢慢改善了。**而且四個月後，AST、ALT也來到了理想值，白蛋白也達到了標準值**。A小姐向我道謝說：「都是多虧了醫生♪」至今，我仍記得她當時一臉高興的模樣。

這件事還有後續。

之後，A小姐再來醫院做血液檢查時，已經改善的數值有稍微惡化的跡象。我覺得很奇怪，於是問她：「是有發生了什麼事嗎？」結果A小姐一臉歉然地從包包中拿出了糖果來。接著她做出宣言：「不小心就又開始吃起了糖果。這次我真的會改掉不吃了。」**若經測試新習慣後獲得了確切的良好結果，那麼繼續那項習慣就是很重要的。**

肝臟是沉默的器官，但**血液檢查卻會明確表現出肝臟的狀態**。

07

男性的肥胖是高風險。若BMI二十五以上，就高機率有脂肪肝

■女性的脂肪會囤積在皮下，男性的則會附著在內臟上

了解肝臟的功能後，接下來要說明脂肪。

脂肪肝是不分男女老幼都會發生的，但男性與女性多少有些不一樣。其中之一就是**肥胖與脂肪肝的關係**。

與女性相較，男性的脂肪肝與肥胖有更為密切的關係。

肥胖是因為中性脂肪過多所引起的。中性脂肪可大致分為內臟脂肪與皮下脂肪，一般來說，男性是內臟脂肪較多，女性則是皮下脂肪較多。

皮下脂肪是在皮膚與肌肉之間增加。因此，女性的臀部或大腿等下半身容易變胖成為西洋梨型肥胖。

BMI值的算法

BMI ＝ 體重(kg) ÷ 身高(m) ÷ 身高(m)

BMI	評價	罹患糖尿病的風險性
不滿18.5	瘦	
22	標準	
18.5～不滿25	一般	
25～不滿30	肥胖度1	
30～不滿35	肥胖度2	
35～不滿40	肥胖度3	
超過40	肥胖度4	

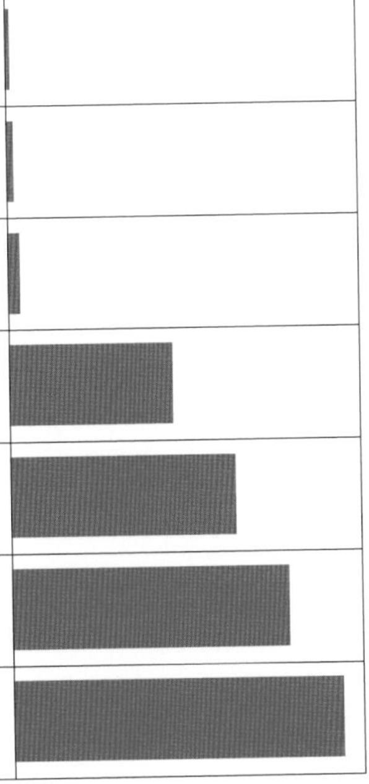

BMI值是從體重與身高中算出，用來表示肥胖度的體格指數。
例如體重80公斤、身高175公分的人，BMI是80÷1.75÷1.75＝26.12，肥胖度是1。

*註：此數值是依據日本肥胖學會的標準，臺灣標準則是18.5-24為標準，24-27為過重，＞27為肥胖。

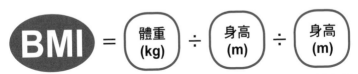

另一方面，內臟脂肪是從附著在腸道間開始，然後黏著囤積在胃以及肝臟周邊。因此，男性容易成為腹部隆起的蘋果型肥胖，但弊病卻不僅是這樣。**內臟脂肪甚至會囤積在肝臟的細胞中，因此會直接帶給肝臟功能不良的影響。**

所以，男性的肥胖會提高罹患脂肪肝的風險。可以想成是，**肥胖的人幾乎百分百有脂肪肝**。因為肝臟中已經有一堆中性脂肪，內臟脂肪有所囤積才會變肥胖。

肥胖度可以簡單用ＢＭＩ來判定。若ＢＭＩ二十五以上就是肥胖。男性要記得以下的式子，三不五時就要檢測一下自己的ＢＭＩ。

BMI＝體重（公斤）÷身高（公尺）÷身高（公尺）

脂肪肝沒有明確的自覺症狀，但或許唯一的自覺症狀就是感覺到「**褲子的腰圍變緊了**」。

08

女性從五十歲開始有危險。有活力又健康的人也會在瞬間改變

■女性荷爾蒙的減少會影響脂肪肝！

關於脂肪肝，男女的第二個差異在於，女性若是超過了五十歲，罹患脂肪肝的危險性就會升高。

第四十五頁的圖表中，將罹患非酒精性脂肪肝的比例，依照男女別、年紀別做了一個整理。只要看這張表，就會注意到某個特徵。

男性是在四十～四十九歲達到頂峰，之後會緩慢減少，但與之相對，**女性在五十～五十九歲時卻會急速增加，在六十～六十九歲時達到頂峰**。

會出現像這樣差異是因為雌激素（女性荷爾蒙）。雌激素肩負著維持女性健康的重要任務，所以**在雌激素分泌量較多的二十～四十多歲，不太會罹患脂肪肝**。

可是，因著停經，一旦雌激素不再分泌，罹患脂肪肝的風險就會急遽升高。脂肪的附著方式，也會從本來的皮下脂肪型轉變成內臟脂肪型。被稱為「第三脂肪」的**異位性脂肪**也會增加。只要對照著第四十六頁的雌激素分泌量變化圖來看，應該就會比較容易理解。

其實，危險的不僅限於脂肪肝。受到雌激素減少的影響，女性到四十歲前都甚少出現的高血壓與糖尿病，到了五十歲以後，也有急速增多的傾向。

年輕時自信滿滿地以為「我的肝臟機能沒問題，血壓與血糖值也很低」的人，一旦過了五十歲，突然就會罹患脂肪肝等疾病，像這樣的例子並不罕見。

而且就像之後會介紹到的，**五十歲的女性會從每天的飲食中攝取到大量的醣類**。這就備齊了罹患脂肪肝的條件。

非酒精性脂肪肝疾病的患者數年紀比例

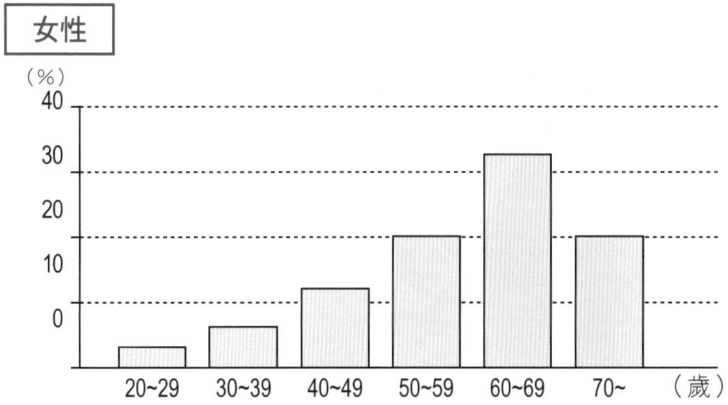

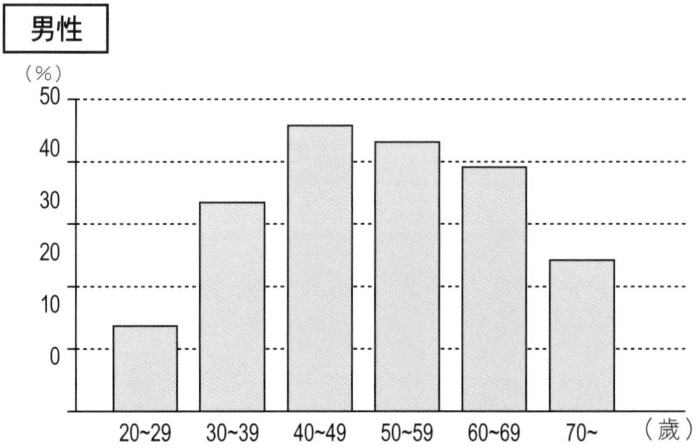

出處：日本肝臟學會〈NASH-NAFLD的診療指南2015〉（文光堂）

雌激素（女性荷爾蒙）的分泌量變化

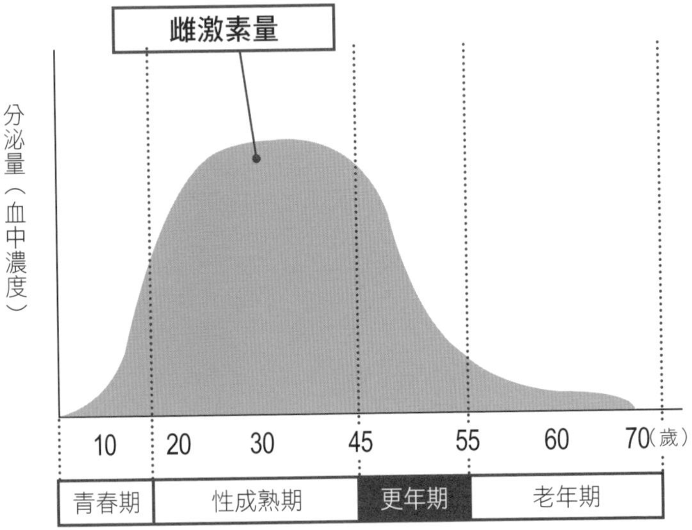

女性自40歲以後，雌激素的分泌量會減少，脂肪的附著方式也會傾向於從以皮下脂肪為主的狀態，轉變成為內臟脂肪或被稱為第三脂肪的異位性脂肪。

09

數值沒有改善時，就要懷疑是血脂異常（高脂血症）

■只要做兩個或三個方法就好！

要更深入理解脂肪肝，重要的是要先一起了解「血脂異常」（以前稱為高脂血症）。

血脂異常有**中性脂肪過多的「高中性脂肪血症」**、**有膽固醇問題的「高膽固醇血症（高LDL膽固醇血症）」**以及**「低HDL膽固醇血症」**三種。

高中性脂肪血症是血液中的中性脂肪高過於一五〇mg／dl的疾病。在血液檢查中，中性脂肪也會用**「三酸甘油酯」「TG」**來表示，所以要留意。若中性脂肪過多，血液會變濃稠，血流就會變差。然後血管會邁向老化，或是微血管容易堵塞、破裂。這就和血糖值上升的狀態一樣。也就是說會演變成，**血管病＝生活習慣病這樣最糟的情況**。

若被診斷為高中性脂肪血症，首先就**一定有脂肪肝**。因為一般認為，**是在脂肪肝的階段，發現與治療都晚了，才會成為高中性脂肪血症**。

改善高中性脂肪血症的方法幾乎和脂肪肝相同。例如在第三章中會介紹到的「輕控醣瘦身」「吃高可可含量巧克力」「控制水果食用量」「細嚼慢嚥」「從蔬菜和肉類開始吃起」「做慢速深蹲的動作」。

不過，**若是輕微的脂肪肝，只要選擇其中一個方法，即便只進行一個星期，也會瞬間有所改善**，但**若是高中性脂肪血症，就會和難纏的脂肪肝一樣，必須挑選兩個到三個方法，且至少要做一個月。**

10 同樣是膽固醇，作用卻大不同。增加好的HDL吧！

■LDL膽固醇是導致動脈硬化的原因！

接下來看另外兩個血脂異常的情況。

一個是**LDL膽固醇超過140mg／dℓ**的「高LDL膽固醇血症」。

另一個是**HDL膽固醇不滿40mg／dℓ的「低HDL膽固醇血症」**。

只要進行血液檢查，就能得知LDL膽固醇（低密度膽固醇）與HDL膽固醇（高密度膽固醇）這兩個項目的數值。可是，膽固醇本身只有一種。只是因結合的物質不同，而有不一樣的作用。

膽固醇是脂肪的一種，是全身細胞膜的成分，也是與吸收營養素有關的重要物質。膽固醇會隨著血液被運送到身體各部位，但因為是脂質，難以與血液相融，必須和脂蛋白這種物質相結合。

脂蛋白有LDL與HDL兩種。

LDL負責從肝臟將膽固醇運送至全身細胞，但它有一種性質是，若體內的膽固醇過多，就會將之扔在血液中不管。被扔下的膽固醇會進入到動脈壁，引起動脈硬化。

因此，**LDL膽固醇**被稱為**「壞膽固醇」**。

另一方面，HDL則負責將血液中的膽固醇回收回肝臟。也就是說，HDL能防止罹患動脈硬化的危險。

因此，**HDL膽固醇**被稱為**「好膽固醇」**。

因為會帶給健康影響，所以好膽固醇的HDL膽固醇值較高比較好，而壞膽固醇的LDL膽固醇值則較低比較好。

血液檢查結果中，重要的是HDL與LDL的比例。

若HDL的數值高，LDL稍微高了些也沒問題。最近的觀念也改變了，變成認為只要沒有罹患糖尿病與高血壓的風險，整體偏高也無所謂。而對於高齡者來說，反而兩方都低會比較

血脂異常的標準值

醣類異常值	高LDL 膽固醇血症	LDL膽固醇超過 140mg/dℓ
	低HDL 膽固醇血症	HDL膽固醇未滿 40mg/dℓ
	高中性脂肪血症	三酸甘油酯（TG） 超過150mg/dℓ

透過血液中的三酸甘油脂來判定高中性脂肪血症。高膽固醇血症是用LDL膽固醇值來判斷，但若沒有糖尿病等其他具風險的因素，膽固醇稍微高一點也沒什麼問題。

有問題。

若中性脂肪增加太多，ＬＤＬ膽固醇就容易增加，而ＨＤＬ膽固醇則容易減少，所以努力於以「輕控醣瘦身」為首的減肥就很重要。

此外，**要增加ＨＤＬ膽固醇，以慢速深蹲為首的運動則很有效**，所以希望大家在每天的生活中都能進行運動。

11

比起肥胖度，內臟脂肪量更會表現在腰圍上

■日本人胖子很少，但多數人有代謝症候群的祕密在於？

日本人看起來很少肥胖的。

WHO（世界衛生組織）在二〇一六年進行的調查中顯示，**日本人的平均BMI為：男性約二十四、女性約二十二**。這在BMI評價標準中是「一般」的，但以全世界來說是超級優秀。因為世界上有四分之三的國家，國民的平均BMI是在二十五以上的「肥胖度1」。平均BMI值為第一名的東加王國是男性約三十一、女性約三十四的驚人數值。女性已經稍微進入了「肥胖度3」的程度了。

若是單看BMI，可能會安心地認為：「日本人的胖子很少。」但相對地，也是有會讓人感到不安的數字。

那就是代謝症候群的數值。日本的厚生勞動省（類似於臺灣的衛福部）發表數據指出：

「**五十歲以上男性有超過百分之五十、六十歲以上男性有超過百分之六十的人都有代謝症候群，或是有可能罹患代謝症候群。**」

代謝症候群一定要關注的項目就是腰圍，其所指的是血脂異常、高血糖或高血壓這三者中任意合併其中兩者或以上的狀態。腰圍的判定值則是男性為八十五公分以上，女性為九十公分以上。

在ＢＭＩ中超級優秀的日本人，在代謝症候群中卻反轉為高風險族群的原因，一般認為是日本人的民族特徵——不容易囤積皮下脂肪。

ＢＭＩ是由體重與身高算出來的數字，而代謝症候群的重要標準則是腰圍。從這點想來，比起皮下脂肪，**日本人可以說更容易囤積內臟脂肪，有較多機會容易罹患脂肪肝**。

12

霜降肉？即便是喜歡運動且身材好的人也要檢測「脂肪肌」

■運動員大腿有時也會變成「霜降肉」

在第四十四頁的地方出現了一個不常聽到的詞語——異位性脂肪。

此外，前面也說明過，中性脂肪可大致分為**內臟脂肪**與**皮下脂肪**。**內臟脂肪**會附著在**腸道與肝臟等內臟**周圍，**皮下脂肪則是存在於皮膚與肌肉之間**。

可是其實，在這些地方以外也有中性脂肪附著其中，那就是異位性脂肪。就肝臟來看，引起脂肪肝的中性脂肪也是異位性脂肪的一種。

除了肝臟以外的地方，有一個地方也容易附著中性脂肪，那就是肌肉。而我將中性脂肪所附著的肌肉命名為「**脂肪肌**」。脂肪肌指的就是**肌肉宛如霜降肉那樣，布滿了脂肪的狀態**。

脂肪肌比起脂肪肝更難發現，用手摸也摸不出來，能摸出來的只有皮下脂肪。

因為沒有自覺症狀，所以連自信滿滿認為：「脂肪肌？我沒問題啊。因為我有運動，肌肉很緊實。」的人都不能掉以輕心。

因為**脂肪肌也能在身材苗條的年輕人以及馬拉松等跑者的大腿上發現**。

我在患者治療了脂肪肝後血液檢查的數值卻始終難以改善時，除了血脂異常症，也會懷疑是這個脂肪肌的緣故。

囤積在肌肉中的異位性脂肪難以消除，很是棘手，但**有個最棒的運動能消除這些脂肪**，那就是**慢速深蹲**。一天只要固定做兩次，一個月就一定會出現效果。

關於運動，我在第六章中會再詳盡解說。在這之前，請大家務必要知道在下一章中所提到的脂肪肝與生活習慣病之間的恐怖相關性。

第 2 章

九成的生活習慣病都是從脂肪肝開始

連高血壓、糖尿病、心肌梗塞、痛風、失智症都是！

13

不論是哪種生活習慣病，都有五個共通的特徵

■檢查生活習慣病的五個共通點！

脂肪肝的恐怖之處在於，若置之不理，就會演變為高血壓、糖尿病、腎臟病、心肌梗塞、腦梗塞、痛風、失智症、牙周病等生活習慣病。作為發生這些疾病前的徵兆，很明顯的就會出現脂肪肝。

生活習慣病有各式各樣的種類，但每一個都確認有符合的共通特徵，那就是以下五點：

①血液的狀態變糟，因此血管會受傷、老化。

②一開始幾乎沒有自覺症狀。

③經年累月後會惡化。

④惡化後，生活的品質也會顯著變糟，有時還會攸關性命。

⑤只要儘早治療就能完全治癒。

偏食、運動不足、壓力等不良的生活習慣會導致血液變成黏稠狀態，所以會引起①的血管老化。

而因為會像②那樣沒有自覺症狀，若放著十年、二十年不管，就會像③那樣逐步惡化。例如從空腹時血糖值上升開始，到糖尿病實際發病，很多都是經過了二十年、三十年。此外，很多失智症都是六十五歲以上才發病，但也有人認為其起始是在四十多歲。

最後，注意到時，就會變成像④那樣的悲慘狀態。生活習慣病若惡化到某種程度，要恢復健康是很困難的。

為了不讓生活習慣病惡化，⑤的早期發現、早期治療就很重要。**若能早點拔除苗頭，就能簡單恢復到健康的體魄。**

14

「有比之前更惡化嗎？」從血壓與血糖值掌握細微的徵兆

■不要時而高興時而憂心，要看長期的變化

想要早期發現、早期治療生活習慣病，重要的是要掌握住疾病的徵兆。但是，因為自覺症狀較少，就要靠血液檢查來發現徵兆。

重點在於血壓與血糖值。請多花點時間留意這兩者吧。即便是在標準值內，**若數值比上次更糟就要注意**。

不過人就算過著理想的生活，只要年紀增長，血壓與血糖值就會有變動。不要太過神經質，若對稍微一點的變化就時而高興時而憂心的，就會形成壓力，反而會對健康造成不良影響。對此，請好好思考如何取得平衡。

15

脂肪肝是生活習慣病的第一個訊號

■只要能察覺到脂肪肝，就會與生活習慣病無緣

一般認為，**血壓與血糖值的惡化是因為血管已經在老化**。要早期發現、早期治療，檢視血液檢查的數值當然是很重要的，但是最好能在血壓或血糖值惡化之前察覺到「危險訊號」。

這個危險訊號就是脂肪肝。脂肪肝是因醣類過多的飲食、運動不足、吃太快等不良習慣而開始的，這些面向就會成為生活習慣病的前兆。只要**判斷出**自己有沒有罹患脂肪肝並**做出適當的應對，就能與生活習慣病無緣**。

16

生活習慣病曾是「血管病」。血管為什麼會老化呢？

■日本高血壓患者幾乎增加到了一千萬人

有很多生活習慣病都可以說是血管病。

似乎很多人都說：「我是血壓高起來後才頭一次注意到血管病這件事。」即便是看健康檢查的結果，大家應該都是先注意到血壓的數值。在厚生勞動省的調查中顯示，日本有在接受高血壓治療的人約有一千萬人。那麼許多人會注意血壓數值也是很理所當然的。

血壓上升的直接原因是血管老化。

嬰孩時期的血管很年輕，柔軟又有彈力，但是隨著年齡的增長會變得堅硬。這麼一來，血管就無法順利卸掉從心臟送出的血液壓力，心臟每次跳動時就會像要被撐破般腫脹起來。這就是高血壓的機制。

高血壓患者數的發展

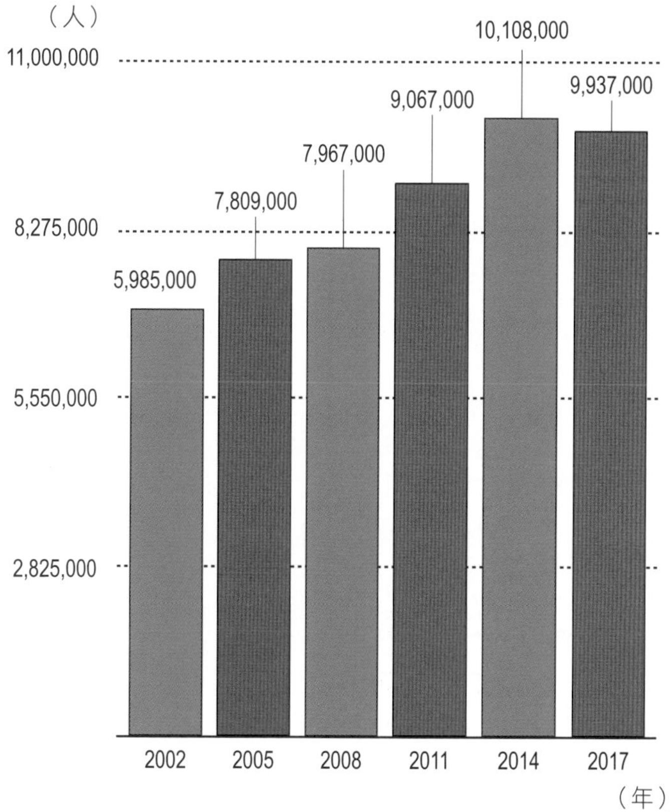

參考資料：來自厚生勞動省的〈平成29年患者調查概況〉。

膽固醇以及中性脂肪若是附著在血管壁上，血管就會變得更為僵硬，形成動脈硬化。

若是動脈硬化，血管會因跳動的壓力而容易破掉或堵塞。這就是造成腦出血、腦梗塞等疾病的原因。

「腦出血是大腦的疾病吧？」要這麼說也沒錯，但也可以把它想成是血管病的一種。血管病尤其多發生於聚集較多血管的臟器中。若是心臟就是心肌梗塞、狹心症；若是腎臟就是腎臟病；若是眼球就是糖尿病網膜症的情況。

高血壓的標準值是一四〇／九〇㎜Hg。上面的數值若超過一四〇，下面的數值若不到九〇，就被稱為（孤立性）收縮性高血壓。二〇一九年時，標準值有做了部分的改變，改成了**「若是超過了一三〇就會被分類為高血壓前期，須要進行治療」**。

17

失智症也是血管的疾病。所以要靠自我管理來預防

■大腦血流惡化會損害神經細胞！

我總是覺得在提到生活習慣病時會舉例「失智症」有點怪怪的，應該也有人會認為：「失智也是生活習慣病嗎？」

是的，**失智症是生活習慣病**，根據最近的研究指出，即便是**阿茲海默症型的失智症**，也是將之視為**因為大腦血流惡化而導致神經細胞受損的生活習慣病**。

為什麼會引發失智症呢？

大腦持續被送入大量的血液。為了保持大腦的健康，就需要含有大量營養與氧氣的新鮮血液。

可是，大腦位在身體的最上方。如果血流不順暢，血管不年輕，就難以抵抗重力，送去大

量的血液。

若血液變濃稠，血管硬化，**供給給大腦的血液就會不夠，傳遞資訊的神經細胞運作就會逐漸變糟。這就是失智症的開頭**。

也就是說，失智症是血管病，也是生活習慣病。

失智症是很大的社會問題。包含輕症患者在內，日本全國有超過一千萬名病患，可以推測得出，這數字將會逐漸增加。因此，厚生勞動省也積極做出對策，但更重要的是我們的觀念。

隨年紀增長而出現的健忘會與失智症混同，不少人都會覺得：「只要上了年紀，所有人都會得失智症。」首先，知道**健忘與失智症是完全不同的**這點很重要。請確實認識到，**失智症是可以靠自己的健康管理來預防的生活習慣病**。

18

腦梗塞會逐步惡化。不可以放著小腔隙性腦梗塞不管

■動脈硬化是原因，藉由超音波檢查可以正確得知

在大腦的血管病中，近年備受矚目的生活習慣病就是腦梗塞。因為**在蜘蛛網膜下腔出血發作倒下前，就會出現小的腦梗塞**。

尤其請注意「小腔隙性腦梗塞」（lacunar infarction）。

腦梗塞有兩種類型。一個是大腦血管動脈硬化、堵塞所形成的「腦血栓」，以及在心臟中形成的血栓流入到大腦，使血管堵塞的「腦栓塞」。

腦血栓中，**在大腦深處微血管引起堵塞的就是小腔隙性腦梗塞**。

進入到大腦的粗大主幹的腦動脈會依序分支，大腦深處非常細小的血管就稱為「穿通枝」。若穿通枝堵塞，深層的腦細胞就會壞死，這就是小腔隙性腦梗塞。**若有「指尖會有僅有數秒的麻痺」「瞬間舌頭打結」等自覺症狀**，可以說**就有可能是小腔隙性腦梗塞**。

因為不是什麼大症狀，就會讓人覺得「雖有瞬間感到焦慮，但沒關係」而容易忘記，但若忽視這些徵兆，就很有可能會演變成重症。為了防治再度發生，就要來治療生活習慣病。

堵塞大腦血管的血栓是導因於動脈硬化。動脈硬化發生的原因是血脂異常、高血壓以及糖尿病，所以小腔隙性腦梗塞也可以說是血管病的代表性症狀。因為會演變成脂肪肝，可以說是一種會出現症狀的生活習慣病。

不論有沒有動脈硬化，都可以透過頸動脈超音波檢查來確切得知。若是擔心健康檢查中的血壓或血糖值，建議可以去專門醫院接受超音波檢查，並立刻開始進行必要的治療。

小腔隙性腦梗塞

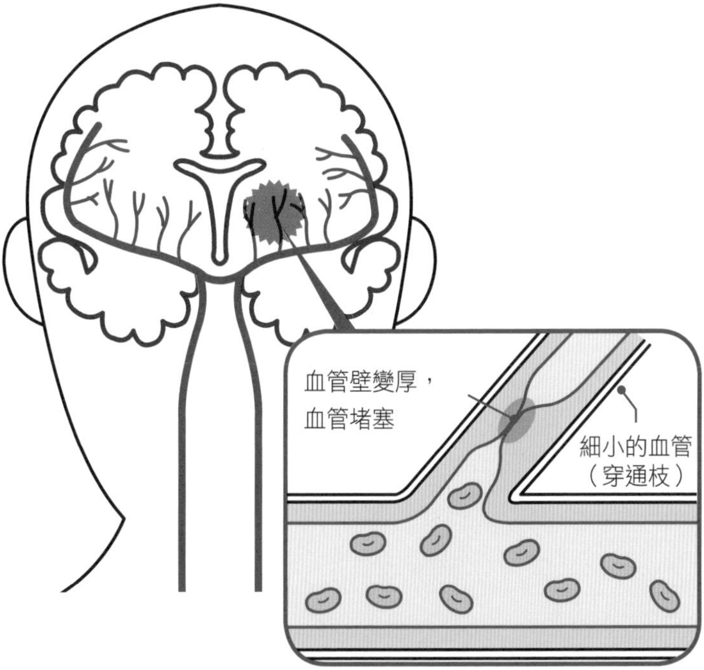

因位在大腦深處微細血管堵塞而引起的小梗塞就被稱為小腔隙（小凹處的意思）性腦梗塞。堵塞血管的地方不同，就會發生不一樣的症狀。透過MRI的檢查，就能知道有沒有腦梗塞的跡象。

要預防真正的腦梗塞，就必須改善腦梗塞體質。為此，須認真努力改善飲食習慣、生活習慣。藥物頂多是改善高血壓、血糖值的一種方法，不是預防腦梗塞的特效藥。

19

切斷脂肪肝與糖尿病的惡性循環

■中性脂肪與血糖是不同型態的表裡關係

高血糖與高血壓並列為讓血管老化的重大原因。**血糖值高的血液會變得濃稠、流動不順暢。**這會嚴重傷害血管，尤其微血管會變得容易堵塞或破裂。

根據厚生勞動省的資料顯示，二〇一七年的日本糖尿病患者人數已超過了三百二十八萬人。或許有人會想：「什麼？之前不是說了糖尿病患者的人數有一千萬人嗎？」可是厚勞省的數字是空腹時的血糖值，是以超過糖尿病標準值一二六mg/dℓ、狀態嚴重的人為調查對象。若包含預備軍在內，依舊可以推定高血糖的人約有一千萬人。

糖尿病與脂肪肝會一起形成惡性循環。

糖尿病總患者數的發展

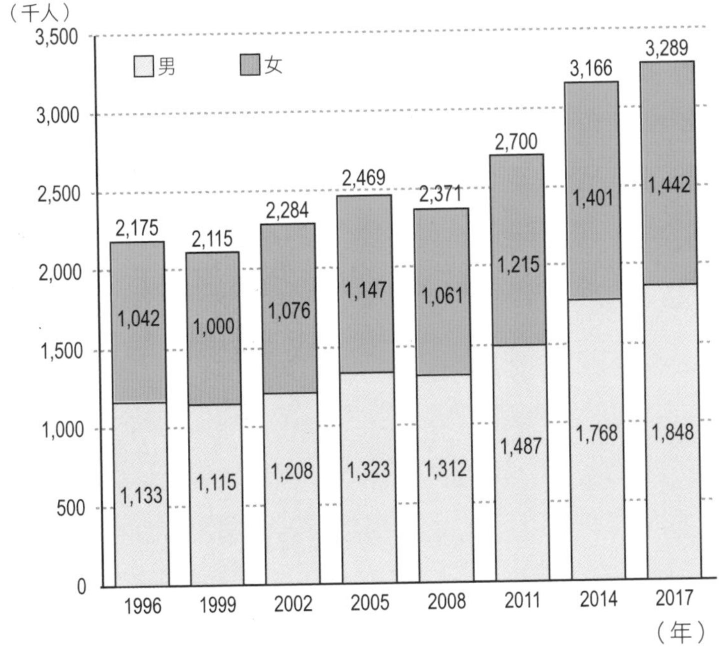

※總患者數雖不是在調查日當天進行的統計，但是包含持續有接受醫療的人在內的患者數〔總患者數＝入院患者數+初次門診患者數X平均診療間隔X調整係數（6／7）〕。在2011年的調查中，因為受到東日本大震災的影響，除去了宮城縣內的石卷醫療團、氣仙沼醫療團以及福島縣的數值。

參考資料：來自厚生勞動省的〈平成29年患者調查〉。

脂肪肝是中性脂肪囤積在肝臟中的狀態。糖尿病則是血液中流入過多糖分而產生的疾病。兩者看起來是不一樣的疾病，但為什麼會這樣呢？

因為**中性脂肪與血糖其實是不同型態的表裡關係**。

調和兩者關係的，就是胰臟分泌出的胰島素。胰島素可將血液中的糖分吸收進肝臟。

若血糖值過高，血液會變得濃稠，出現許多不良影響，所以身體就會分泌胰島素，將糖分吸收進肝臟。肝臟會將吸收進來的糖分儲存成中性脂肪。

也就是說，若持續著成為糖尿病的的高血糖值狀態，肝臟中的中性脂肪就會不斷增加。不用說，這就是形成脂肪肝的主因。

而且**肝臟若因中性脂肪而變硬、無法儲存糖分，就會惡化成糖尿病**。這就是惡性循環。

20

到底為什麼會這樣？牙周病會讓脂肪肝、糖尿病惡化的機制

■讓全身狀況變差的細胞激素就是從牙周病產生的

糖尿病與脂肪肝還有牙周病會一起形成惡性循環，希望大家能理解這點。

若牙周病菌入侵形成了牙周病，周邊的細胞就會產生被稱之為促發炎細胞激素的物質。這個**細胞激素有個作用是阻止胰島素將血液中糖分攝取到肝臟中**。

因此，若細胞激素進入到血管並被運送到全身後，血糖值就會上升並發展成為糖尿病。血糖值若上升，肝臟就會因中性脂肪而變硬，並發展成脂肪肝。而糖尿病也會更加惡化，牙齦的微血管會變脆弱且容易出血，對牙周病造成不良影響。

這就是糖尿病與脂肪肝以及牙周病的惡性循環。

二〇一三年，東京醫科齒科大學的醫科與牙科聯合進行了一項饒有深趣的實驗。實驗將同

時患有牙周病與糖尿病的患者分成兩組，一組只進行牙周病的治療，另一組則只進行糖尿病的治療。

結果，**兩組都同時改善了牙周病與糖尿病**。

此前雖然有進行過牙周病與糖尿病關係的研究，但因著這個實驗，兩者的相關性就更加明確。

若確實進行了本書的脂肪肝消除法，**血液檢查的數值卻始終未獲改善時**，就要思考**有可能是牙周病成了阻礙**。請去牙科檢查自己有沒有罹患牙周病。此時若能進行洗牙以去除牙結石，也能順便預防牙周病，可謂是一舉兩得。

三種疾病引起的惡性循環

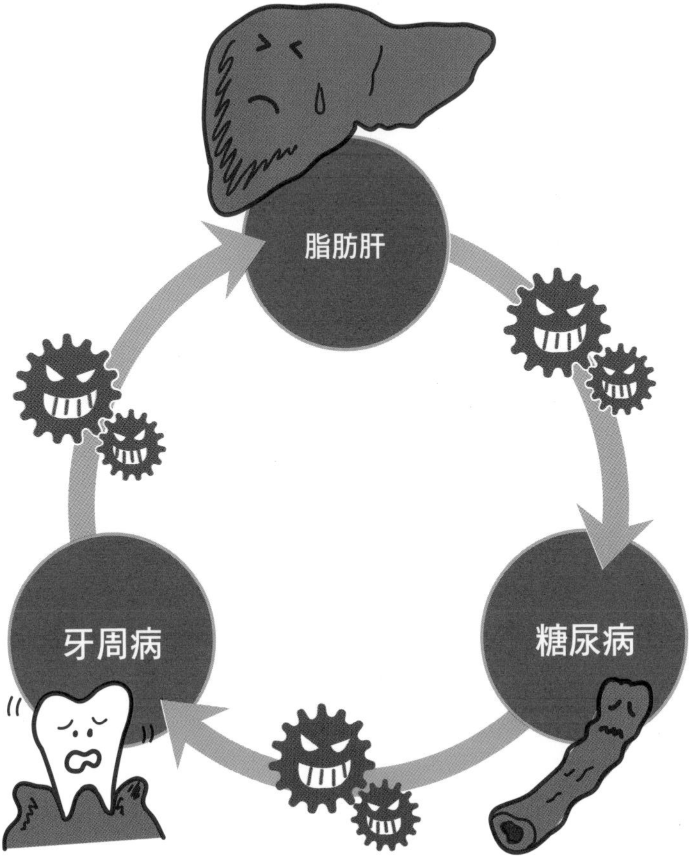

促發炎細胞激素是由牙周病周邊的細胞所產生，會在全身到處跑地作惡！每天要勤刷牙，還要定期去除牙結石。

21

孩童糖尿病患者也在急遽增加中。留心洋芋片與果汁

■要如何守護孩童遠離生活習慣病？

近年，**孩童罹患脂肪肝與糖尿病的人逐漸增加中**，這成了一大問題。生活習慣病以前被稱為「成人病」，被認為是長大成人後才會罹患的疾病。但為什麼這些疾病卻擴及到了孩童？

原因一樣是出在飲食生活與運動不足等生活習慣的紊亂。

在飲食上，首先被舉出的就是孩子**常吃洋芋片等點心類食品**。這些食品的主原料是馬鈴薯以及玉米等廉價的澱粉，經油炸再灑上大量鹽巴製成，所以這些垃圾食物集結了許多的糖分與鹽分。糖分是生活習慣病的元兇，而鹽分則是造成高血壓的黑手，對身體都沒有好處。

而且**喝大量的清涼飲料水也是個問題**。其中含有許多的砂糖以及之後會提到的葡萄糖果糖

液糖，即便是健康的大人喝了，血糖值也會急速上升。

在波蘭，會對洋芋片以及清涼飲料水徵收極高的稅金。就有害健康這點來看，就和香菸是一樣的。

至於運動不足的情況，可以說，不在外面遊玩而是埋頭於滑手機的狀況正加速了孩童罹患生活習慣病。運動能大為降低罹患生活習慣病的風險，但是因為不去做，所以會得到脂肪肝與糖尿病也是莫可奈何。

守護孩子遠離生活習慣病是父母的責任。請確實做出指導吧。

22

開始「不用忍耐」的輕控醣瘦身吧

■擊退脂肪肝與生活習慣病的新習慣

要擊退脂肪肝與生活習慣病，我最推薦的是「**輕控醣瘦身**」。做法並不難，例如透過「本來一天吃白飯三次改成吃兩次」「喝酒後不吃拉麵，改換喝烏龍茶」，就能稍微減少醣類的攝取，不須要痛苦忍耐。

而且只要加上如下的簡單習慣，就能獲得很棒的效果。

- **用餐時從蔬菜及肉類開始吃起，而不是飯，節制食用水果（第3章）**
- **吃高可可含量的巧克力（第4章）**
- **不要吃太快（第5章）**
- **做慢速深蹲（第6章）**

我將從下章開始，依序介紹這些習慣。

第3章

只要一個星期，肝臟就瞬間變好了

調整身心的「輕控醣瘦身」奇蹟

23

只要減少約十五％的白飯量，脂肪肝就會改善

■減少的碳水化合物分量，就用肉類與蔬菜來補足！

「輕控醣瘦身」的具體做法如下：

・吃飯ＯＫ。不過要控制在小碗的分量。

・喝酒ＯＫ。不過要避免喝完後吃拉麵。

・別去在意熱量，只要選擇醣分含量低的食物就ＯＫ。

或許有人會想：「單這樣就能限制醣類的攝取？」「就瘦身來說太過簡單了！」但沒問題的，以下我就來做說明。

日本人平均的營養攝取均衡值如下：

X碳水化合物6：蛋白質2：脂肪2

在攝取的營養中，碳水化合物（醣類）約占了六成。只要將這情況改變成如下：

◎碳水化合物5：蛋白質3：脂肪2

將碳水化合物減少十五％，使其約占全體比例的五成。因為**這十五％正是成為了形成脂肪肝基本的多餘醣類**。

將白飯及麵包等的**主食量減少十五％，取而代之多吃些肉類、魚類及蔬菜等**。若能減少主食以外的糖分攝取，例如罐裝咖啡以及零食等，只要將白飯減量十％就ＯＫ。

一天的**醣類攝取量標準值為：男性在二五〇克以內，女性在二〇〇克以內**。若是輕度的脂肪肝，只要進行約一個星期的輕控醣瘦身，就有望獲得不小的改善。

不須努力也不須服藥，請各位務必試著做做看。

24

白飯一碗的醣分是五十五克！改吃醣分為零的肉類

■推薦午餐可以吃肉、魚與小碗飯

第八三頁整理了醣分含量多的食品以及蛋白質多、醣分含量少的食品。請試著檢視一下，在平時不經意吃下的食物中究竟含了多少醣分。

大致記住白飯、吐司（兩片）、烏龍麵等主食，含有五十五克左右的醣分。若一天只吃三次（四碗）白飯，就會是二二〇克的醣分。很接近於輕控醣瘦身一天男性醣類攝取標準量的二五〇克，也超過了女性的二〇〇克。

另一方面，肉類、魚、蛋等動物性蛋白質中，則幾乎不含醣類，可以想成是含量零。若少吃一碗飯，改吃火腿煎蛋，就能減少五十五克的醣分，營養上也能取得很好的平衡。

輕控醣瘦身要以不忍耐空腹為前提。一直忍耐的瘦身法無法持續下去，也會成為壓力。減

醣分含量多的食品・少的食品

	食品名	醣分（g）	蛋白質（g）	熱量（kcal）
醣分含量多的食品	白飯（1碗）	55	3.8	252
	吐司（1片）	26.6	5.6	158
	烏龍湯麵	58.5	9.9	307
	蕎麥湯麵	47.3	11.6	268
	肉醬義大利麵	77.7	21	614
	一片奶油蛋糕	51.1	8.1	378
	馬鈴薯（110g）	16.1	1.6	75
	南瓜（60g）	10.3	1.1	55
	和風醬（1大匙）	2.4	0.5	12
醣分含量少的食品	豬里肌（100g）	0.1	14.2	386
	雞絞肉（100g）	0	20.8	160
	天然起司（20g）	0.2	5.3	65
	鯖魚的水煮罐頭	0.3	33.4	304
	蛋（1顆）	0.1	6.1	75
	橄欖油（1大匙）	0	0	166

參考：〈日本食品表準成分表2015年版（七訂）〉（文科勞動省）《各食品醣分含量手冊》（暫譯。食品別糖質量ハンドブック，洋泉社）

少的醣分，可以透過攝取其他營養來確保能量，所以不會感受到空腹。

須要注意的是外食。最近雖不斷增加了斷醣的菜單，但其他飲食中的醣分含量還是過多。例如一般分量的牛肉蓋飯是九十五克，若是大碗的則含有一一五克的醣分。拉麵、烏龍麵、義大利麵等也都是一樣，若大口吃下，轉眼間，醣類的攝取量就會增加。

若要吃外食，建議就吃小碗飯或不吃飯，並取而代之地增加一樣肉類或蔬菜的品項。

25

吃下三顆飯糰與罐裝咖啡，血糖值立刻就會上升到危險區段

■一六〇克的牛排幾乎不會對血糖值產生影響

含醣量高的飲食與幾乎不含醣的飲食，實際上會分別帶給肝臟怎樣的負擔呢？編輯N先生有十年的糖尿病病史，他說：「我想改善自己的飲食生活，所以想試試看。」他在不會對健康造成問題的範圍內，試著進行了幾個簡單的測試實驗。

首先他連續兩天不吃早餐，然後吃了下列的午餐，再測定各別的餐後血糖值。

①第一天　三顆超商飯糰與罐裝咖啡。

②第二天　家庭餐廳的沙朗牛排一六〇克。

誠如大家所見，他第一天的飲食中，攝取到的醣類很多。

他第一天的血糖值，**從用餐後三十分鐘起，轉眼就上升起來，一個小時後就超過了危險範圍的300mg／dℓ**。即便經過兩小時，似乎仍在持續上升中。這必定會帶給肝臟不小的負擔。

第二天的飲食則幾乎沒有醣類。**血糖值只驚人地上升了一點點，維持在穩定的數值上**。不論經過幾小時都幾乎沒有變化。這對肝臟的負擔就比較小。

根據家庭餐廳的網頁顯示，牛排醬中只使用了約七克的糖分。我想，只上升的那一點點應該就是來自於牛排醬。

此外，測定血糖值時，他使用的是不用採血，而是能夠以傳感器簡單測量的自我計測器「FreeStyle Libre」。這種計測器很方便使用，很推薦給想自我管理血糖值的人。

吃了三顆飯糰+罐裝咖啡後的血糖值變化

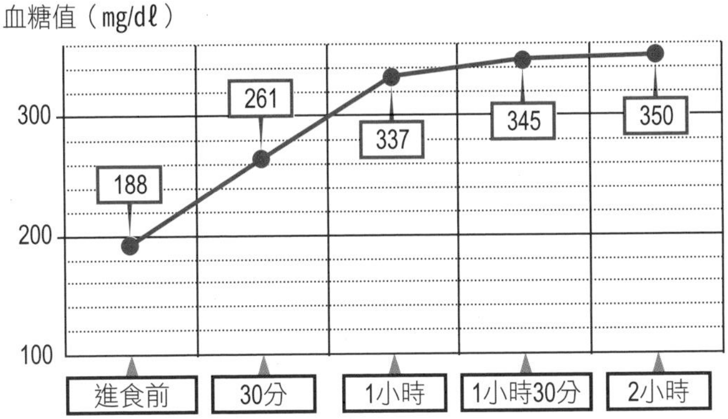

吃了沙朗牛排（160g）後的血糖值變化

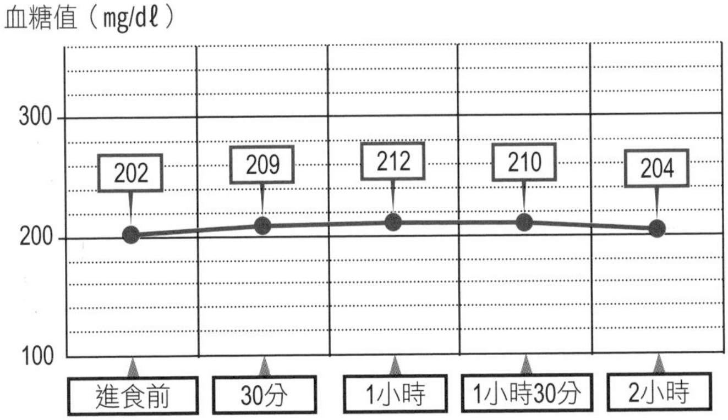

26

麵包與烏龍麵也都是醣類！從碳水化合物中除去膳食纖維後，剩下的幾乎都是醣類！

■成為脂肪肝與糖尿病元兇的可能醣類種類

帶給肝臟負擔，成為脂肪肝與糖尿病原因的「醣類」，到底是什麼呢？其定義是從米及小麥等的**穀類、芋類等含有大量碳水化合物中除去膳食纖維後的東西**。因為寫成了「醣」，所以大家會認為是甜的東西，但太白粉以及玉米粉等也包含在內，所以並不限定是甜的東西，請各位務必要注意。依照吸收的迅速順序，可以分為單醣類、雙醣類、三醣類以上、糖醇。

①**單醣類**……葡萄糖或水果中含量較多的果糖等。醣的最小單位，特徵是能最快被吸收。

②**雙醣類**……指砂糖（蔗糖）或含在牛奶裡的乳糖等。

③**三醣類以上**……多含於穀物以及馬鈴薯中的澱粉以及能整腸的寡糖類等。

④**糖醇**……因為使用了人工甘味劑，特徵是難以吸收。

從碳水化合物中除去膳食纖維後的東西就是醣類！

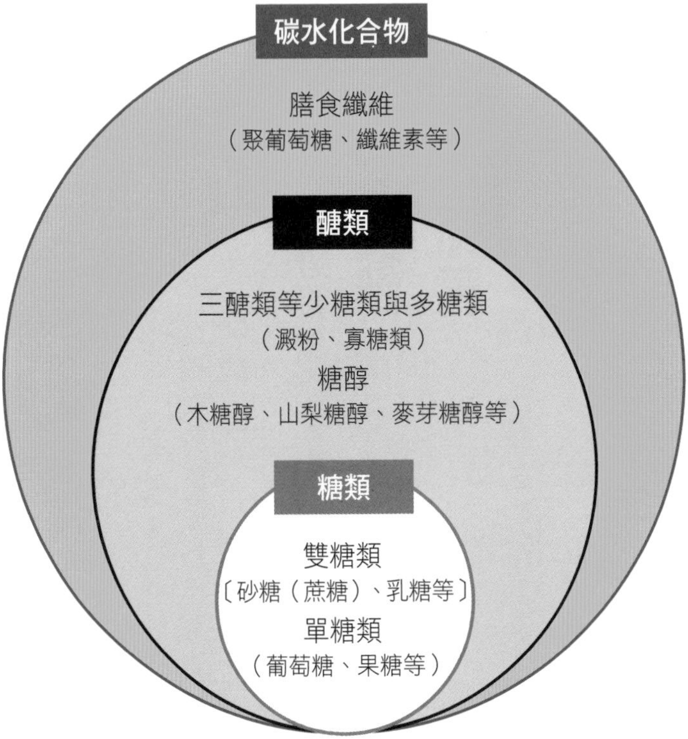

在這些之中，**雙醣類與多醣類是被分解為單醣類後才被吸收的**。

此外，雙醣類與單醣類被稱做「醣類」。醣類中，三醣類以上的多糖類，以及加上糖醇，則能分類為是「糖類」。

人類的消化酵素無法分解膳食纖維，無法成為直接的營養。可是我們現在已經知道，若能減緩糖類的吸收，對預防生活習慣病有很大的效果。都說生活習慣病的增加，是和**過於精製的穀物、白飯及麵包中所含膳食纖維減少了**等有關。

27

黑麥麵包比吐司對身體更好！原因只是因為這樣

■即便只吃一碗烏龍麵，血糖值與血壓都會上升！

偶爾會有想吃含有多量碳水化合物的白飯、麵包、烏龍麵、拉麵等的時候吧。雖建議可以改吃牛排、生魚片等高蛋白質、低醣類的食品，但若是忍耐到會形成壓力的程度，就違反了「輕控醣瘦身」的宗旨了。

因此，可以選**同是碳水化合物，但醣類較少、膳食纖維較多的食品**。

例如若是麵包，**比起使用精製麵粉做成的白麵包，黑麥麵包或是全麥麵包的膳食纖維則是豐富許多的**。

飯也一樣。比起精製過後被除去膳食纖維等的白米，選擇精製前的糙米或五分米*會比較好。**也可以混入雜糧米、五穀米、胚芽米等膳食纖維較多的米**。

那麼，烏龍麵與拉麵又如何呢？

烏龍麵是以全白精製過後的麵粉為原料的食品。**在製造階段就使用了大量的鹽，所含鹽分很多。**

因此我拜託了前面出現過的編輯N先生進行了一項實驗，也就是不吃早餐，中餐則吃烏龍麵。因為是含鹽量多的食品，血糖值加血壓一起測量後，結果如第九十三頁所示。

血糖值雖不是如先前「吃三顆飯團與罐裝咖啡」那樣，但明顯上升了，而血壓也上升了十五mmHg。這可以想成是麵與醬汁兩者所含的鹽分使血壓上升了。

所以烏龍麵絕不能說是對肝臟與血管有益的食物。

*譯註：五分米，介於糙米及白米的中間狀態，保留了胚芽。

吃完一碗烏龍麵後的血糖值與血壓變化

血糖值

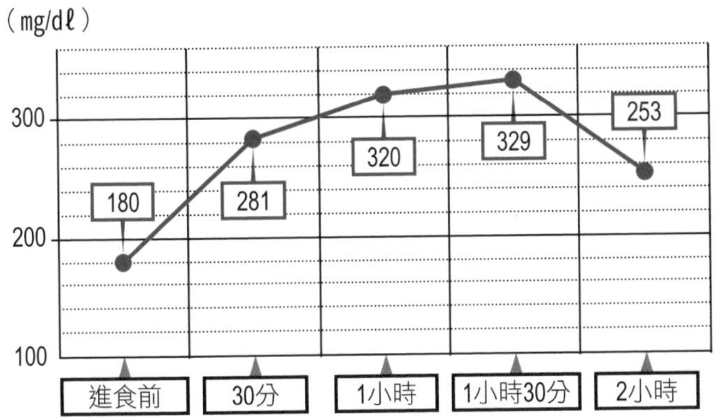

收縮壓

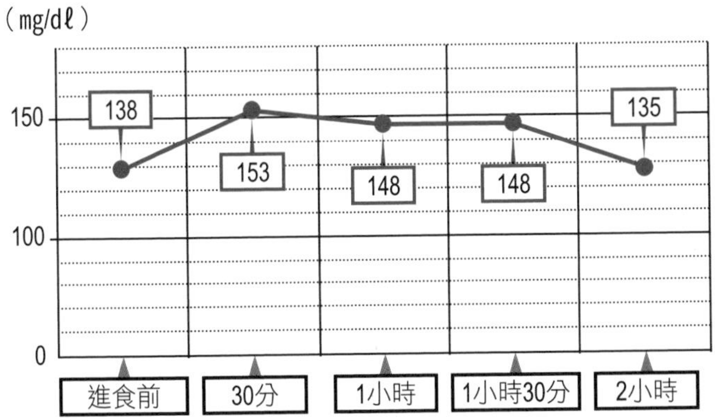

28

喝完酒後吃拉麵收尾，會大為傷害肝臟與血管

■一碗就會稍微超過了一天鹽分的攝取量

拉麵比烏龍麵更會帶給肝臟與血管傷害。

在好幾家拉麵連鎖店公開發表的營養成分表中，含八克以上鹽分的情況並不少見。

根據日本高血壓學會的《高血壓治療指導方針》表示，一日鹽分攝取量的目標值是不超過六克。而拉麵則可說是高醣類、高鹽分的代表。

尤其是**喝完酒後，更是要嚴禁「吃拉麵收尾」**，最好是能改喝烏龍茶等來代替。

在晚間，肝臟會很活躍地進行醣類代謝。喝完酒後吃拉麵收尾，在醣代謝很活躍的時候會將大量醣類送至肝臟，所以這是很不明智的行為。肝臟的中性脂肪一定會增加。

吃完豚骨拉麵後的血糖值與血壓的變化

血糖值

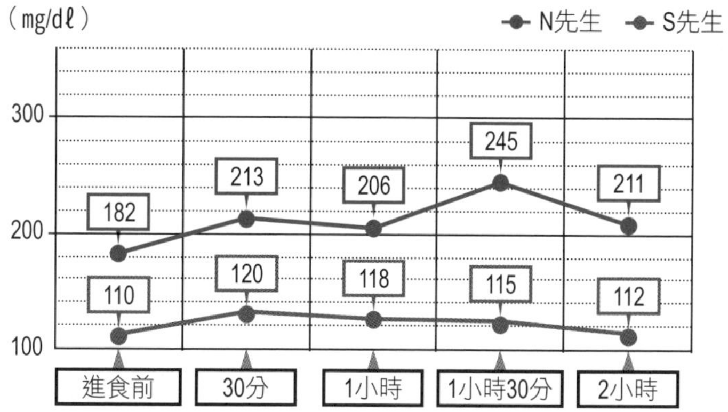

收縮壓

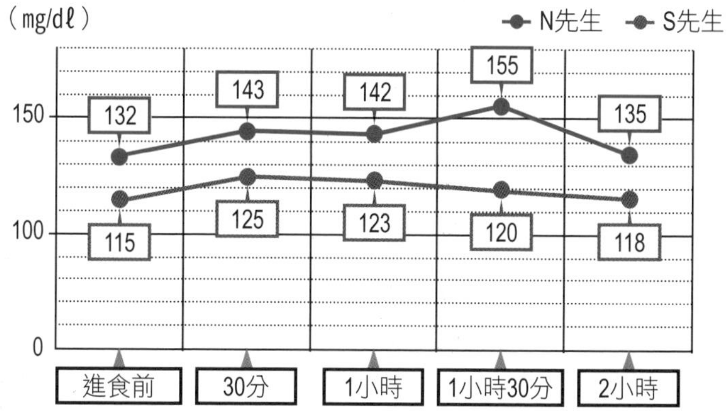

此外，人在睡覺時血壓會下降約二〇%。在這期間，血管也會獲得休息。可是**若喝完酒吃拉麵收尾，就會因攝取的鹽分而使得血壓上升，血管無法休息**。在《高血壓治療指導方針》中顯示，睡眠中，若收縮壓上升超過一二〇mmHg，就會被診斷為「夜間高血壓」，這點希望大家知道。

編輯N先生罹患糖尿病的時間有十年之久，他和自豪於自己很健康的編輯S先生兩人都在不吃早餐後，中午去吃了豚骨拉麵，然後試著比較雙方的結果。結果就像第九十五頁圖表呈現的那樣，N先生的血糖值與血壓都上升了，但S先生的卻幾乎沒有變化。雖然也是會有個別差異，但**平時就處在標準值以下健康的人，即便吃多了醣類與鹽分，有時也不會受到影響**。這就是印證了生活習慣很重要的表現。

29

女性從五十歲開始就要修正飲食。可不能小看醣類的攝取量！

■居然攝取了標準值兩倍以上的醣類！

我希望女性尤其要注意醣類的攝取過量。因為男性罹患酒精性脂肪肝與非酒精性脂肪肝的比例幾乎一樣，與此相對，**女性則是罹患非酒精性脂肪肝的人數占壓倒性多數**。

明明喝不多，肝臟中卻還是囤積了脂肪的主要原因，不用說就是攝取了過多的醣類。

應該有不少人都會說：「我都有留心節制，不覺得有攝取到那麼多醣類。」可是，請看一下第九十九頁的圖表。這是我與札幌啤酒股份有限公司一起進行的調查結果。

所有年紀的男女，都超過了輕控醣瘦身一日醣類攝取量標準值，也就是超過了男性二五〇克、女性二〇〇克的數值。

尤其是**五十多歲的女性，約是四一四克，超過了標準值的兩倍以上**。六十多歲也是有三三八克。這樣應該是會形成脂肪肝的。

我仔細詢問了這些人，得知有很多女性中餐都會吃麵食。應該是因為好吃又方便解決，在超商等處也可以輕易買到，加上好吞嚥，所以容易吃很快。

可是，除了烏龍麵、拉麵，各種義大利麵、泡麵、炒麵、麵線、中華冷麵等都含有大量醣類，會帶給肝臟超乎預期的更大負擔。

也有不少女性有吃甜點當點心的習慣。就像第三十六頁介紹到的A小姐那樣，也有人是會隨身攜帶糖果的。若不斷重複這樣的飲食習慣，就會形成在肝臟中囤積脂肪的體質。

日本人一天的醣類攝取量

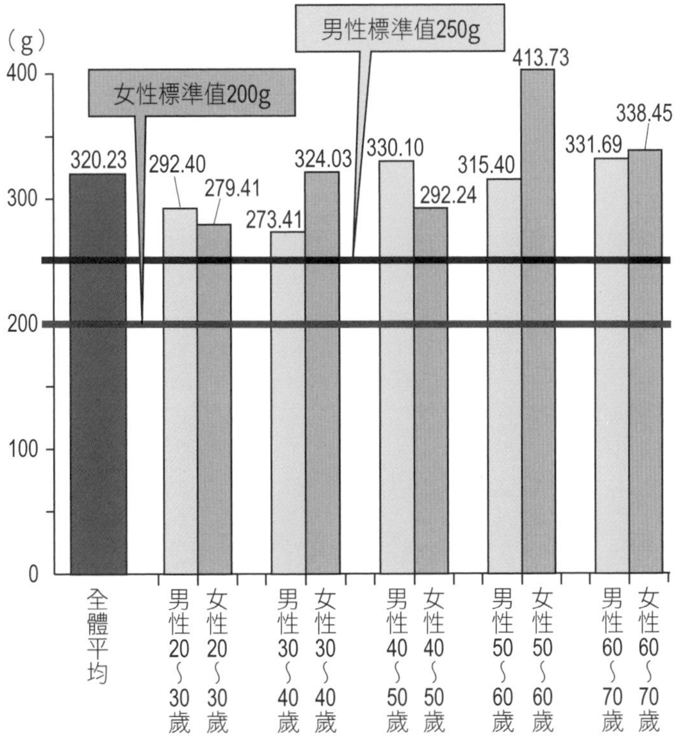

參考資料：來自札幌啤酒股份有限公司2015年於日本全國實施的〈1000名20～70歲男女飲食習慣與醣類關係的實際情況調查〉。調查監修：栗原毅。

30

減少的醣類分量，改攝取蛋白質。健康的老後由三十歲後的飲食習慣決定

■增加了肌肉，就不容易變胖，而且會變健康

減少的醣類分量，請吃蛋白質來補充。因為除了能好好品味「有好好在吃東西」這樣的滿足感，還能補充能量、增加肌肉。

一般說來，「減肥是飲食與運動配合著相輔相成的」，但其實透過運動所消耗掉的能量並沒有那麼多。

要維持生命，**臟器**、**大腦**、**肌肉所消耗掉的「基礎代謝」能量才是有幾倍多**。

因為無法讓臟器或大腦大為發達起來，所以要提升基礎代謝，讓肌肉發達起來就是關鍵。肌肉會不斷消耗掉葡萄糖。增加肌肉之所以不太會變胖就是這個原因。

但是，肌肉會在二十多歲時達到高峰，然後不斷減少。從三十歲起，就必須透過蛋白質含量較多的飲食與運動來刻意維持、增強肌肉。

話雖如此，來我診所的患者們卻有不少人乍看之下給人感覺肌肉量是不足的。尤其是年輕女性，似乎都沒有結實的肌肉。

這些人幾乎都有脂肪肝的症狀。

老後，身體衰弱變得無法自由活動的症狀就稱做 **frailty**（虛弱）。**會陷入虛弱最大的原因就是肌肉量的減少**（sarcopenia）。

若肌肉完全衰弱、減少後才來鍛鍊是非常困難的工作。所以從年輕時起，就請控制醣類的攝取、攝取充分的蛋白質並做運動。

這樣就能防止年老衰弱並改善脂肪肝。

31

只要能瘦身成功，就不要去計算卡路里了

■想著「一個月若能減〇・五公斤，四個月就能瘦下兩公斤！」

有人會慨嘆著：「減肥？我總是會遭遇挫折。已經放棄了～」我認為，會受挫的原因主要是以下兩個因素。反過來說，只要能避開這兩點，減肥就不難。

減肥失敗的原因① 限制熱量

減肥的方法可以大致分為「控制熱量」「控制醣」。

熱量是，**只要攝取的熱量少於消費的熱量就會瘦**，乍看之下是很合理的觀念。可是卻有一個很大的陷阱。

熱量高的食品主要是蛋白質與脂質。想要控制熱量，就要減少肉類、蛋、牛奶、魚、食用油等的攝取，這麼一來本能會因為「必須營養素不夠！」而失控，引起劇烈的反彈。

熱量減肥中要控制的食物

牛排
漢堡排
烤肉
炸豬排
烤魚
生魚片
日式煎蛋
牛奶
……等

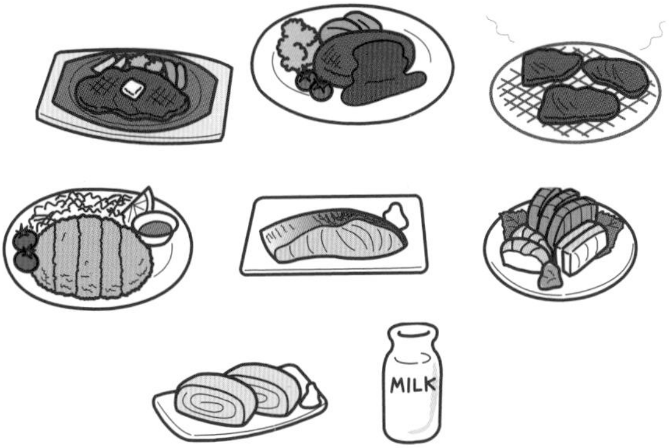

醣類減肥中要控制的食物

白飯
烏龍麵
吐司
義大利麵
零食
馬鈴薯沙拉
……等

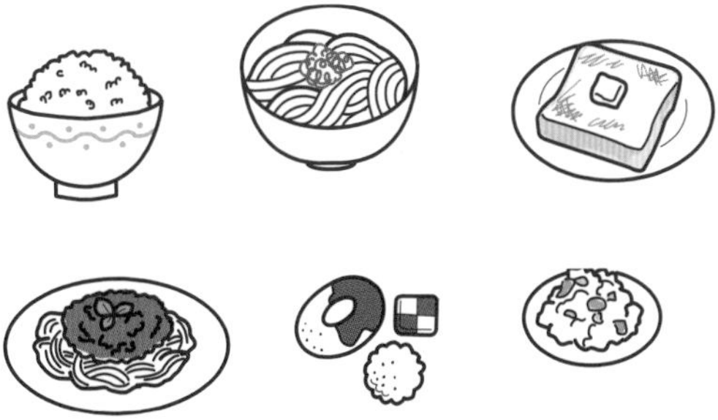

所以能確實攝取營養素、不會有空腹壓力的「輕控醣瘦身」才是最好的。如第一〇三頁圖所示，控制熱量攝取與控制醣類攝取中，兩者要控制攝取的食物相當的不同。若是你，會選擇哪個呢？

減肥失敗的原因② 設定目標

「一個月瘦三公斤」「三個月減少體重的兩成」這類大目標，若非長期都有著卓越且堅強的意志，是無法達成的。而且若勉強限制醣類與熱量的攝取，將容易引起反彈，也容易形成被稱為「低營養性脂肪肝」之稱的脂肪肝。

我建議的**目標是一個月瘦〇・五〜一公斤的程度**。或許有人會笑：「只有〇・五公斤？」但**若持續四個月**，就能減重**二〜四公斤**，而且這種減肥也能大為降低罹患生活習慣病的風險。

32

改善血液檢查的所有數值，擺脫糖尿病危機！

■只要不做一件事，數值就會大為改善！

B先生（六十二歲）說：「我健康檢查的結果不太好。」夫妻一起來醫院時，反而是太太的表情一臉沉重。

經詢問過後，太太說，家裡看的電視全都是健康節目，平常的飲食也是很注意健康而吃著健康食，也有走路運動的習慣。她說，她也會帶著討厭運動的B先生一起出門走路。

她問我：「**我們都這麼努力了，健康檢查的結果卻不太好**，讓人心煩得不得了。為什麼會這樣呢？」

的確，B先生的糖化血色素到達了一〇・四的危險級別。AST、ALT也比理想值高，可以看成是確實罹患了脂肪肝。

因此，我又更詳細地詢問了他們一些事情，結果得知，B先生夫妻早餐一定會一人吃至少一顆水果。他們說，奇異果跟香蕉是基本，另外，當季的水果也是不可或缺的。不僅如此，他們似乎還會在晚餐後吃甜點。

B先生夫妻相信水果是健康的食物，甚至說：「因為健康檢查的結果不好，所以想增加吃水果的量。」

可是這完全是反效果。水果吃得過多，會讓糖尿病與脂肪肝惡化。我建議他們戒掉吃水果的習慣，B先生夫妻也接受了。

結果**他們才戒掉吃水果，血液檢查的所有數值就都改善了**，三個月後，糖化血色素也進入了標準值。現在，我則告訴B先生夫妻：「**可以少量地吃點水果了**喔。」

62歲B先生的血液檢查值變化

各目標值		測量日 2/20	3/22	4/19	5/22
AST	16（IU/ℓ）以下	20	18	17	16
ALT	16（IU/ℓ）以下	21	18	16	13
γ-GTP	0-80（IU/ℓ）以下	43	35	35	38
HbA1c	4.6-6.2（%）	10.4	8.1	6.9	6.1
血小板數	15（×10^4uℓ）以下	23.6	21.6	23.9	21.6
葡萄糖	70-109（ng/dℓ）	105	106	98	105
白蛋白	4.5（g/dℓ）以上	4.6	4.8	4.7	4.6

停止吃
過量水果
的日子

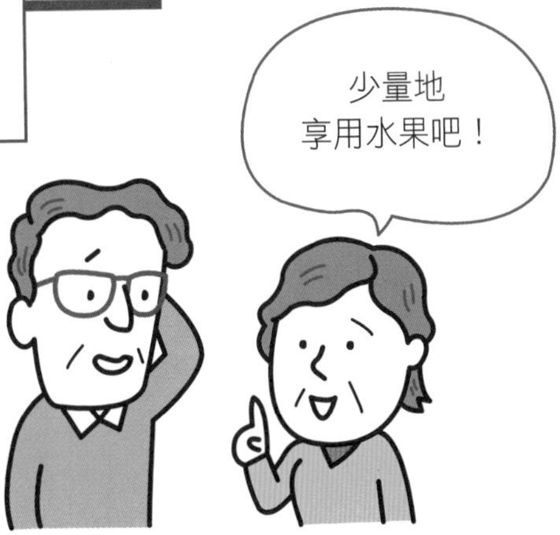

33

深夜的「甜水果」，帶給肝臟的負擔跟喝酒完吃拉麵收尾差不多

■果糖會直接成為中性脂肪

水果中含有對身體有益的豐富礦物質與維生素。像B先生夫妻那樣**認為水果有益健康的想法並沒有錯**。當今的水果也是重要的飲食文化。

可是現在的水果，因受到品種改良，甜度變得非常高。水果的糖分大半都是果糖，後面會提到，果糖中有著特殊的性質，所以應該避免吃得過多以及作為日常飲食食用。請將**深夜的水果想成是與喝酒後吃拉麵收尾一樣的**。

果糖不會直接讓血糖值上升。因為血糖值是葡萄糖在血中的濃度。可是**果糖是糖分最容易被吸收，且會確實作為能量使用的**。

而且被吸收進肝臟的果糖，會被代謝成幾種形式，但也會被轉換成葡萄糖，所以會讓糖尿

糖分含量多的水果

	標準量	糖分（g）
蘋果	250g（1顆）	35.3
西洋梨	250g（1顆）	31.3
芒果	200g（1顆）	31.2
柿子	180g（1顆）	25.7
香蕉	100g（1根）	21.4
八朔*	200g（1顆）	20.0
葡萄柚	210g（1顆）	18.9
桃子	170g（1顆）	15.1
橘子	130g（1顆）	14.0
奇異果	85g（1顆）	9.4

出處：文部科學省 科學技術・學術審議會 資源調查分科會編《日本食品標準成分表2015》（政府刊物：獨立行政法人 國立印刷局發行）

*譯註：八朔，日本原產柑橘。

病惡化。

此外，果糖也會直接代謝成中性脂肪。就像這樣，果糖可以說是糖類中最容易成為中性脂肪的物質。因此可以說，水果是形成脂肪肝的原因。

那麼在此，編輯N先生又要再度出場了。這次是讓他吃兩根香蕉後去測血糖。一根香蕉中約含有二十一克的糖，可是讓他吃了兩根後，血糖值卻幾乎沒有上升。

因為香蕉所含果糖很多。就像這樣，果糖不會立刻使血糖值上升，可是會確實成為能量，若被吸收進肝臟中，就會成為中性脂肪。因此，吃水果過量時就應該要注意。

吃兩根香蕉後的血糖值變化

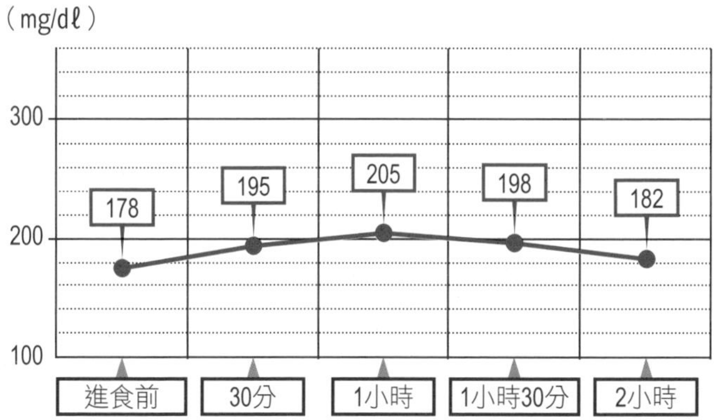

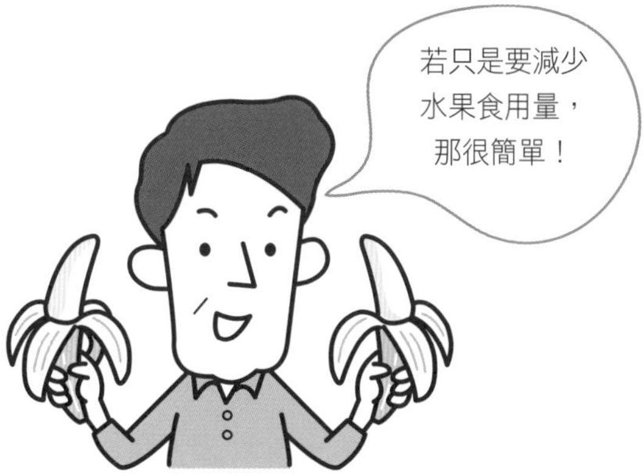

果糖不會立刻使血糖值上升，但會成為中性脂肪囤積在肝臟中！

34

果汁類糖分都過多了。遠離才是上策

■蔬果汁也是要想一下它的優缺點！

再重複一次，習慣吃很多水果的人，請試著停一下吧。這樣應該能確實改善脂肪肝。

若是**常喝**用果汁機將水果、蔬菜等打成**蔬果汁的飲品，也要有所斟酌**。能攝取到膳食纖維與維生素是其長處，但同時，最好也要留意到果糖過多的問題。

通常**有問題的多是市售的水果汁與蔬菜汁**。喝起來很方便，而且為了好喝，很多商品都會在自然果汁中添加糖類。不可以疏忽了在不知不覺中就攝取到的糖類。

35

仔細看食品標籤的這裡吧。「高果糖糖漿」會腐蝕健康

■要補給水分，最好是喝無糖的茶或開水

C先生（五十三歲）從開始來我的診所後，就一直無法消除脂肪肝。他既有在進行輕控醣瘦身，也有定期運動。我苦思冥想不知所以，但在某天診療時，他說的話給了我提示。

他說：「**每天洗完澡後，我都會大口喝運動飲料。**」我一查飲料的成分，發現含有「高果糖糖漿」這個甘味料。

高果糖糖漿是在一九六〇年代於美國開發出來的液體甘味料。一般所稱的高果糖是由玉米以及馬鈴薯等製成，果糖超過五〇％、不滿九〇％。

除了能用非常低價的價格製造出來，也容易混和在各種製品中，即便冷了也容易感覺到甜味。因為有這些優點，除了運動飲料，也會使用在許多的清涼飲料水以及加工食品中。

也就是說，不只C先生，我們很多人都不知道這些就過度攝取了果糖。《肥胖大解密：破除傳統減肥的迷思，「胰島素」才是減重關鍵！》（晨星出版）的作者傑森・方博士（Jason Fung）指出，**因著高果糖糖漿的發明，果糖的攝取量增加**了，美國年輕人一天也會攝取到七十三克，而這就與肥胖的增加有關。

我向C先生建議，補給水分最好的就是喝無糖的茶以及開水。之所以會讓輕控糖瘦身或運動沒效的原因，就是因為他攝取了大量的高果糖糖漿。

第 4 章

效果卓越！「巧克力」與「酒」的新健康習慣

既美味又能提升血液循環與免疫力

36

要對付「頑固的脂肪肝」，就要加上這個祕密武器

■一定要繼續進行輕控醣瘦身！

若能習慣輕控醣瘦身當然是最好的。

若減少醣類攝取量，胃下垂或身體有疲倦感的情況會大為減少許多。每吃一口肉類、魚類、蔬菜時，都會覺得「啊～好好吃！」感受到幸福。此外，開始進行後的一個星期左右就會出現效果，脂肪肝會逐漸改善，出現的都是好事。

不過，輕微的脂肪肝雖在短期內會改善，**頑固的脂肪肝有時卻難以在短期內單靠輕控醣瘦身就改善**。

所謂頑固的脂肪肝就是像以下的例子。

．在健康檢查中，表示肝細胞受傷程度的ALT被診斷出超過八〇IU／ℓ
．血糖值很高
．被診斷出高三酸甘油脂血症
．有牙周病
．每天喝相當於日本酒三合以上的酒（飲酒過量）

建議這些人要持續進行輕控醣瘦身，再堅持增加若干的健康習慣。當然，一切都是很簡單的，不須要忍耐些什麼。首先要來介紹**活用「高可可含量的巧克力」與「酒」以改善脂肪肝的方法**。

大家應該會覺得：「什麼？巧克力與酒？」「在頑固脂肪肝的項目中有標註了我是『飲酒過量』，這樣還可以喝酒嗎？」別擔心，沒問題的，一切方法都有基於科學的依據。以下就來說明活用法。

37

食用可可成分七〇％以上的高可可含量巧克力，擺脫濃稠的血液

■可可多酚的抗氧化作用是健康的強大友軍

高可可含量的巧克力指的是含多量可可的巧克力。一般巧克力的可可成分是三〇～四〇％左右，與之相對，高可可巧克力則含到六〇～九〇％以上。既黑，苦味又強烈，所以又被稱為黑巧克力或純巧克力。

我所推薦的是含可可成分約七〇％的高可可巧克力。八〇％、九〇％也可以，但效果不僅一樣，或許還會因為苦而難以下咽。

此外，像是白巧克力或牛奶巧克力等一般的巧克力，除了可可的成分少，糖分還多，恐怕會帶來反效果。所以請務必要選擇高可可含量的巧克力。

高可可含量的巧克力含有許多有效成分，**對脂肪肝與生活習慣病最有益的就是可可多酚**。多酚是植物所帶有的色素以及苦味成分，有著強大的抗氧化作用。

氧化指的是與氧氣結合後導致物質發生變化。像是鐵生鏽變得殘破不堪，或是切好的蘋果若一直放著就會變褐色，這都是氧化壓力。能抑制這種氧化的就是抗氧化作用。

人體內也會產生氧化。吸收進來的一部分氧氣，會在體內**變化成活性氧，是使細胞氧化、老化的主要原因**。此外，若活性氧與血液的成分相結合，血液就會變濃稠。

多酚因為有抗氧化作用，所以是守護我們身體遠離脂肪肝等生活習慣病的強大友軍。

38

只要一天吃五次，一次吃五克。再沒有這麼好吃又簡單的健康法了！

■高可可含量巧克力的多酚是紅酒的五倍

紅酒與紅茶多酚是含多量多酚的優良食材，這點是為人所熟知的。其中高可可含量巧克力的多酚約是紅酒的五倍。即便吃少量，也可望獲得極大的效果。

最好是一天吃五次市面上販售小分約五克，也就是總計二十五克的高可可巧克力。

高可可巧克力中也含有豐富的膳食纖維。**膳食纖維會減緩醣類的吸收，要活用這分效果，就請在早中晚餐前各吃一次**。然後在餐與餐之間，稍微感受到點空腹感時各吃一次就好。

巧克力的健康效果在即效性上很強，另一方面它還有一個特徵，就是不太能持續太長時間。**即便一次吃很多，表現也不會很好**。從這一面來看，我建議一天吃五次，每次吃五克。

優良食材中所含多酚量

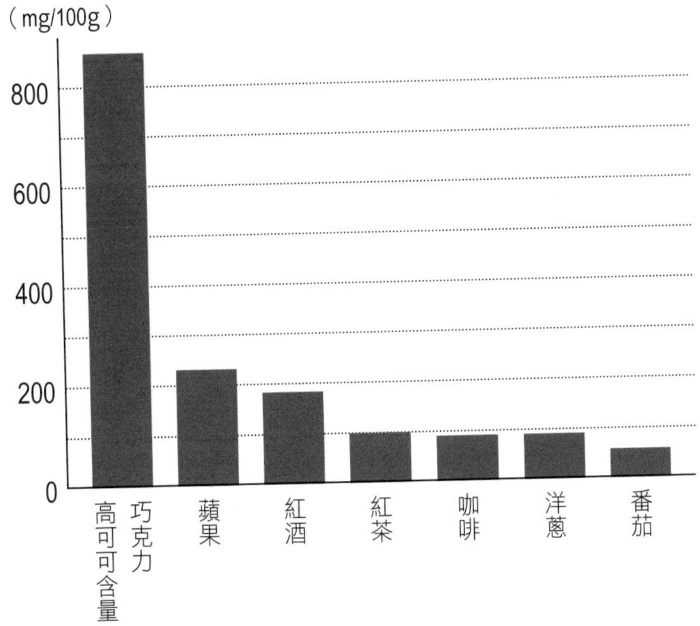

出處：ScabertA and Williamson G.J Nutr 130:20735-855,2000

此外，高可可含量的巧克力不用吃得多，口感也不錯，若在飯前吃，還能有效減少整體飲食量（尤其是醣類）。

我向來診所看診的患者們推薦吃高可可含量巧克力時，幾乎所有人都欣然進行。即便是不聽「要多吃點蔬菜」「請去運動」這些建議的人，也唯獨會很開心地願意去吃高可可含量的巧克力。

這樣的改善方法可以說就是這麼難度低又容易開始進行。請務必嘗試看看。

39

在國外也獲得了證實！高可可含量的巧克力對糖尿病也很有幫助

■若是高可可含量的巧克力，就不用在意糖分與脂質

我們已經知道，**高可可含量的巧克力在讓血糖值下降這點上有很大的成效**。懷疑著「吃甜巧克力能讓血糖值下降？怎麼可能！」的人，請看第一二五頁的圖表。那是義大利聖薩爾瓦托雷（San Salvatore）醫院的格雷西（Glassy）醫生所做的實驗結果。

他們將健康的成年人分成了兩組，在十五天內，給予一組高可可含量的巧克力，另一組則讓他們吃白巧克力。

結果發現，**吃高可可含量巧克力的那一組，血糖值很明顯地下降了**，「胰島素阻抗」也獲得了改善。**胰島素阻抗是指對胰島素的反應不足，使得胰島素的作用降低**。若胰島素阻抗性增加了，血糖值就難以下降，使得糖尿病與脂肪肝的情況惡化。

高可可含量的巧克力有著雙重的效果——降低血糖值、改善胰島素阻抗。那分力量就出在可可多酚上。之後，全世界的各研究機關都在進行巧克力與血糖值相關的實驗，證實了高可可含量巧克力的效能。

此外，高可可含量巧克力與白巧克力、牛奶巧克力相比，糖分少了很多。而且**高可可含量巧克力因為製作方法的關係，所含脂肪酸也難以被吸收**，所以請安心食用。

吃完巧克力後的血糖值與胰島素濃度變化

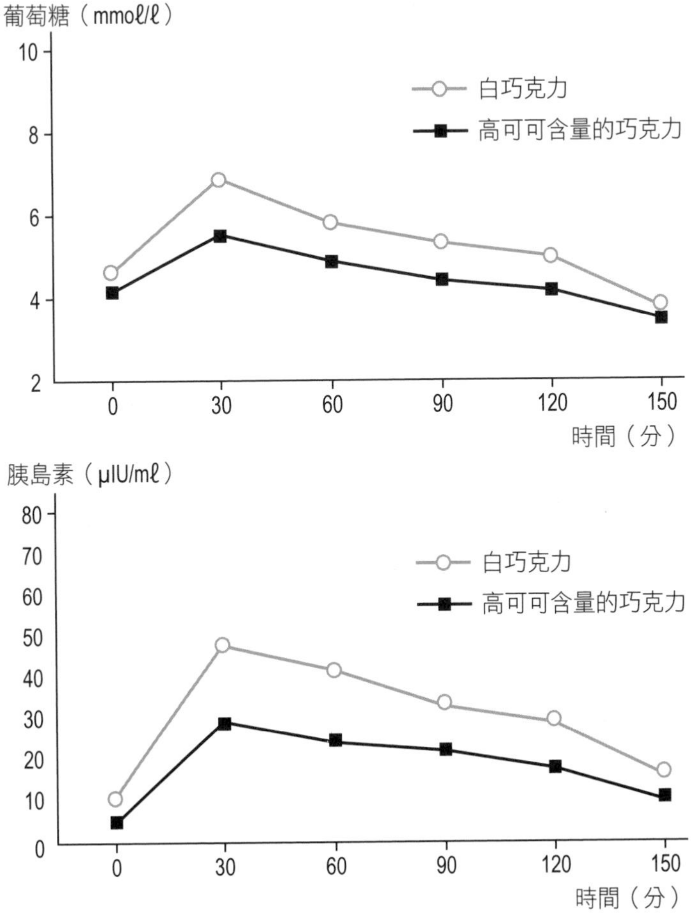

出處：Grasai D.et al.（2005）.Am J.Clin.Nutrit.81:611-614

40

吃高可可含量巧克力提升白蛋白值！肌膚也變光亮潤澤！

■只要三個星期就能變身成素顏美女的可可威力

D小姐（四十歲）在健康檢查中被指出血糖值偏高，因而來到我的診所。

我幫她檢查了血液，發現糖化血色素是九・七%，的確是超過了標準值。可是我在意的是她的白蛋白數值很低。**若白蛋白的數值很低就會覺得自己沒有精神**。實際上，D小姐也會覺得自己很疲倦，肌膚狀態也不能說是光亮潤澤。

因此，我建議D小姐吃高可可含量的巧克力，在診療室中，我經常會準備有含七〇%以上可可成分、一個五克的高可可巧克力樣本。我把巧克力遞給她，然後建議她：「每天三餐飯前吃一次，餐與餐之間各吃一次，總共吃五次，請一次吃一顆。」

40歲・D小姐血液檢查的變化

各目標植	測量日	3/12	4/5	5/17	6/26
AST	16（IU/ℓ）以下	38	15	13	13
ALT	16（IU/ℓ）以下	33	25	21	16
Y-GTP	0-80（IU/ℓ）以下	32	23	26	24
HbA1c	4.6-6.2（%）	9.7	8.4	6.3	5.9
血小板數	15（X10^4μℓ）以下	35.5	34.2	34.5	31
葡萄糖	70-109（mg/dℓ）	317	102	98	108
白蛋白	4.5（g/dℓ）以上	3.8	4.2	4.2	4.5

吃1日5克X5次＝25克
的高可可含量
巧克力的起始日

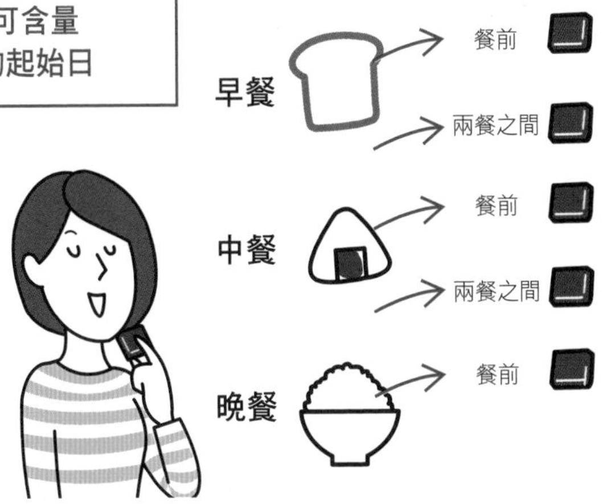

D小姐半信半疑的問我：「吃巧克力就能改善嗎？」但畢竟這方法的難度很低，所以她還是確實去實行了。

三個星期後，D小姐來到了診療室，我看著她時，立刻知道了吃高可可含量巧克力有了效果。因為她的臉色與表情明顯變好了。

我立刻幫她做血液檢查，結果發現**白蛋白、糖化血色素、AST、ALT全都改善了**。我鼓勵她：「只要照這樣下去就沒問題了唷。」結果D小姐露出了從未有過的開朗笑容。

實際上，兩個月後，她的白蛋白就達到了目標值，血糖值也進入到標準值內。只要持續進行一段時間，AST與ALT都一定會達到標準值的。

41

膳食纖維居然是牛蒡的兩倍！消除了令人痛苦的便祕，清潔了腸道

■腸道變乾淨，脂肪肝就會改善！

高可可含量的巧克力中所含膳食纖維，顛覆了「膳食纖維＝蔬菜」這樣先入為主的觀念，是非常有益的食品。

說起膳食纖維豐富的食物，應該有很多人都會聯想到牛蒡或是地瓜。但是，**高可可含量巧克力所含膳食纖維是同量牛蒡的兩倍以上、地瓜的五倍以上**。

膳食纖維會延緩醣類的吸收，這點已如前述，但膳食纖維還有打掃腸道的功用，也有望消除便祕。

便祕也與肝臟作用不好有很深的關連。便祕會讓腸內環境惡化，產生毒素。**毒素會通過腸與肝臟相連結的門脈，進入到肝臟**。肝臟為了投入這分解毒力，醣代謝的速度就會變慢。

這就是形成脂肪肝的原因。

從這點來看，高可可含量巧克力的膳食纖維也能守護肝臟。

日本帝京大學的古賀仁一郎教授也指出，高可可含量巧克力中所含可可多酚與一般的蛋白值不同，難以被消化。因為不會被分解而直接送至大腸，所以有著能改善腸內環境的機能。

可可還含有鎂、鈉、鉀、鈣、鐵、鋅、銅等優良的礦物質。這些**礦物質除了能控制血壓，也有調整荷爾蒙平衡**的作用。

其實高可可含量巧克力的實力是超乎我們想像的。

100g食品中所含有的膳食纖維

食品名	膳食纖維（g）
高可可含量巧克力 〔巧克力效果CACAO72%（明治）〕	12
豆腐渣	11.5
杏仁	10.4
燕麥片	7.5
牛蒡	5.7
毛豆	5.4
黑麥麵包	5.2
花椰菜	4.4
波菜	2.5
地瓜	2.3
蘋果	1.5

42

巧克力的減輕壓力效果是實現香甜睡眠與標準血壓的捷徑！

■「吃巧克力時會感到幸福」是事實

巧克力也被認為有減輕壓力的效果。

很多人都說：「吃了巧克力後，莫名地感受到陶醉感與幸福感。」這也是有科學驗證的。

國際醫療福祉大學的武田弘志教授驗證了巧克力的抗壓作用。

在老鼠身上施加壓力，使牠們躁動起來後，分別比較給予牠們可可多酚的情況，以及不給的情況。結果，**給予可可多酚的老鼠**，據說**對壓力起反應的次數明顯減少很多**。

壓力不僅是形成高血壓的一大主因，也是形成糖尿病、胃潰瘍、肥胖等的原因。當然也會對心理層面造成不良影響。一般認為，**吃高可可含量的巧克力減少壓力後，將可以減少罹患以高血壓為首的多樣疾病風險**。

中村學園的青峰正欲教授在使用老鼠的實驗中發現了**巧克力有一個效果，亦即會促進分泌一種腦內荷爾蒙——有安定精神作用的血清素**。

青峰教授於是得出了一個結論——可可多酚中所含之兒茶素會影響血清素的分泌。

有很多人在壓力增加時會吃過多甜食，導致罹患脂肪肝與糖尿病的風險升高。請各位之後就不要吃零食，改吃高可可含量的巧克力吧。不僅能平息煩躁，也能預防脂肪肝與糖尿病，可謂是一箭雙雕。

43

喝酒對身體好！適量是兩瓶中瓶啤酒

■只有「喝過多」才不健康

我認為喝酒對身體很好，只有過量時才會有害。若每天都持續過量飲用日本酒超過三合（一合約一八〇毫升），對身體當然不好。因為每晚都會大量給予肝臟解毒酒精的工作，讓它加班。肝臟疲累至極後，就會囤積中性脂肪。

可是，我認為**只要遵守適量原則，甚至不需要有休肝日**（不喝酒的日子）。

所謂的適量，就是純酒精量四〇克。

若用具體的酒類來表示，將如下：

- **兩瓶中瓶啤酒（一瓶約為五〇〇毫升）**
- **兩合日本酒**
- **三杯紅酒**

酒精攝取量與血液檢查的結果

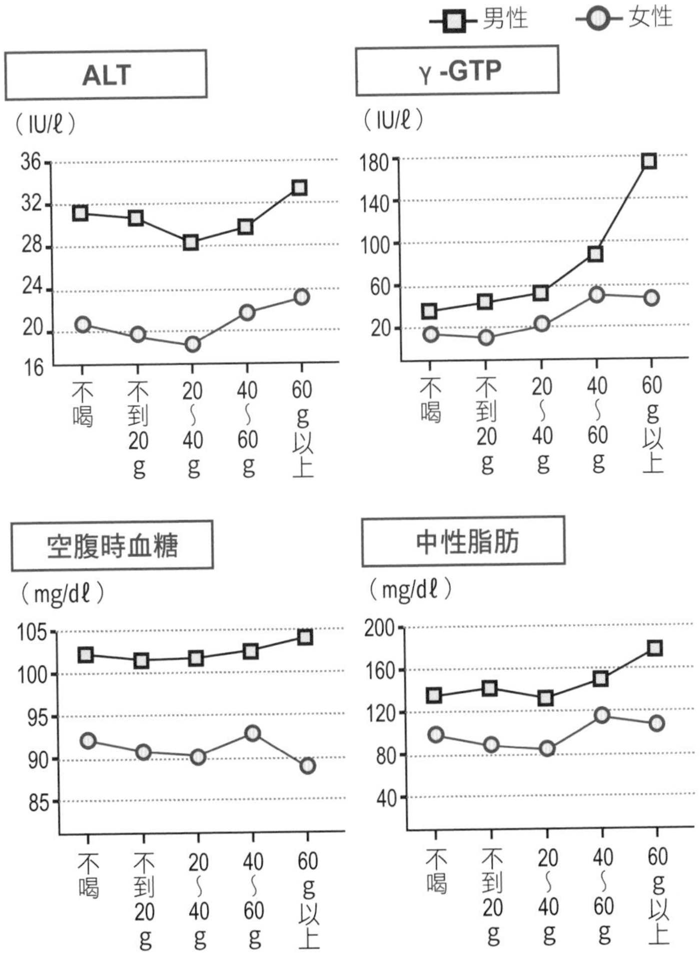

出處：來自土屋忠的《脂肪性肝病的頻率以及攝取酒精的影響》

這個「適量」的根據就來自第一三五頁的圖表。將男女共三一八五人，依「不喝酒」「喝不超過二〇克」等酒精攝取量，分為五組，然後各自進行血液檢查所獲得的結果。

我們可以發現，「喝二〇～四〇克」的組別，ALT、γ-GTP、空腹時血糖值、中性脂肪的所有數值是最低的。

也就是說，比起「不喝」，「適量飲用」還比較健康。

另一方面也能看出，γ-GTP是會和飲酒量成正比的上升。「喝超過適量」時，就無法享受到喝酒帶來的絕佳好處。

44

適量飲酒是降低「全死亡率」的「長壽幫手」

■喝酒也會帶給動脈硬化、腦梗塞、血壓良好影響？

以前，經常有人會說：「肝不好都是喝酒造成的。」

可是如今，從各種實驗中我們可以得知，只要遵守飲酒適量的原則，別說對肝臟不好，甚至還對健康有好處。

例如，適量的酒精可以降低全死亡率的風險。所謂的全死亡率，是指包括疾病以及事故等各種死因的死亡率。這個最低的不是不喝酒的人，而是每天喝相當於日本酒一～二合酒的人。

當然，若是每天喝酒量超過這個數值，死亡率就會急速上升。

這樣的曲線被稱為「J曲線」，是在一九九三年時由美國保健科學協會（ACSH）所設定的「定說」。

最近似乎也發表了與此不同的資料，但**喝酒也有預防動脈硬化、降低罹患腦梗塞以及心肌梗塞的風險**。

此外據說**還能擴張血管，讓一氧化氮發生，確保降低血壓**。

適度的飲酒能放鬆心情，所以能減輕壓力，成為人際關係的潤滑劑。

我認為，誤解了「酒精是敵人」「無法訂出休肝日，是我意志力太薄弱」等會累積壓力，對健康造成不良影響。適量飲酒以增進健康才是最聰明的。

45

只要避開果汁沙瓦，選喝什麼樣的酒都OK！

■開頭兩杯選自己喜歡的酒，第三杯起則建議喝蒸餾酒

知道喝酒要「適量」後，接著可以試著來想一下「恰當」的酒。

基本上，只要遵守適量的規則，喝什麼種類的酒都可以。不過**蒸餾酒確實比釀造酒的糖分來得少**。

釀造酒是將穀物或果實以酵母發酵製成的酒，指的是日本酒、紅酒、啤酒、紹興酒等。包含從原料得來的成分，醣類的量也比較多。蒸餾酒則是讓原料發酵，然後蒸餾製成。有燒酎、泡盛、威士忌、白蘭地、龍舌蘭酒、伏特加、琴酒、蘭姆酒等，**醣類含量為零**。由於度數高，大多會兌水喝。

因此從不攝取醣類這一面來看，蒸餾酒以及零醣類的發泡酒是比較好的選擇。

可是我所持的論點是：「忍耐不好。」明明最喜歡日本酒，卻總是只喝燒酌而累積了壓力，我認為這樣是不好的。

因此，頭兩杯喝自己喜歡的酒，從第三杯起就喝醣類較少的蒸餾酒如何？這樣的喝法很均衡，我很推薦。

此外，**兌水喝蒸餾酒時**，請**不要做成果汁沙瓦**。檸檬一顆約有三克、柳橙半顆約含有八克的糖。因為味道很好，容易一口接一口地輕鬆喝下三杯左右，但柳橙沙瓦中可是有著二十四克的糖。

一天的醣類攝取量，男性在二五〇克以內，女性則在二〇〇以內，這是我認為的標準值。柳橙沙瓦就達至了這個數字的約一成。

第5章

只要改變飲食方式，就能同時實現治療與預防！

常保年輕，不太會罹患失智症

46

擊退脂肪肝的方法，可以選用一或兩個適合自己的方法就好

■長期持續下去的祕訣就在於不用忍耐、輕鬆變健康！

本章中將介紹**「好好咀嚼、改變進食順序」**來作為擊退頑固脂肪肝的方法。前一章中提到了**「高可可含量的巧可力」「適量飲酒」**，加上下一章要提到的**「運動」**，另外可以再加上基本的**「輕控醣瘦身」**，共有四種推薦方法。

可是我總是會對患者說，在這之中，我只會給出一個或兩個的建議。因為**只要找出適合自己的方法，那就夠了**。

要改善脂肪肝不用忍耐，也不用進行難受的運動或嚴格的飲食控制。再重複一次，**「輕鬆變健康」就是我的座右銘**。與其因無法忍耐而放棄，請選擇能長久持續下去的輕鬆之道吧。

47

即便不改變「飲食習慣」，只要改變「飲食方式」，糖尿病就會改善

■一口食物咀嚼三十次，從蔬菜或肉類開始吃

E先生（五十七歲）持續治療了糖尿病五年卻不見改善，所以來到了我的診所就診。

我檢查他的血液後，發現有三個大問題。

首先，糖化血色素大為超出標準值的六・二％，來到了七・九％。

AST與ALT一般的標準值，全都在一〇～三〇IU／ℓ，但誠如前述，我認為的理想值是十六IU／ℓ。然而E先生別說達到這個理想值了，連一般的標準值都超過了些。AST是處在一一〇的危險狀態中。至於ALT則是一四六這個很不得了的數值。

一問他的飲食生活才知道，他不喝酒，但每餐都會吃最喜歡的白飯。我直覺認為：「就算建議他少吃點飯，或許他也不會去做。」我完全不開藥給他，只給了他如下的建議，然後觀察過程。

不要吃太快，要慢慢吃。一口食物要咀嚼三十次。同時，不要先吃飯，要從蔬菜或肉類開始吃起。

E先生疑惑著：「只要這樣就好嗎？」然後就回去了。

三個星期後，E先生再度來到我的診所。我檢查了他的血液後發現，**糖化血色素、AST、ALT的數值全都改善**了。又過了一個月，他的糖化血色素就下降到了標準值內。

我真想讓大家看看E先生驚訝說著：「真沒想到！」時的那副表情。

57歲E先生的血液檢查值變化

各目標值 ＼ 測量日		3/19	4/9	5/7	6/25
AST	16（IU/ℓ）以下	110	47	34	29
ALT	16（IU/ℓ）以下	146	75	58	39
γ-GTP	0-80（IU/ℓ）以下	58	32	35	30
HbA1c	4.6-6.2（%）	7.9	6.9	6.2	5.9
血小版值	15（X10^4uℓ）以下	18.1	16.3	18	17.5
葡萄糖	70-109（mg/dℓ）	158	105	113	135
白蛋白	4.5（g/dℓ）以上	4.1	4.6	4.9	4.7

先吃蔬菜或肉類。
開始一口食物咀嚼三十次

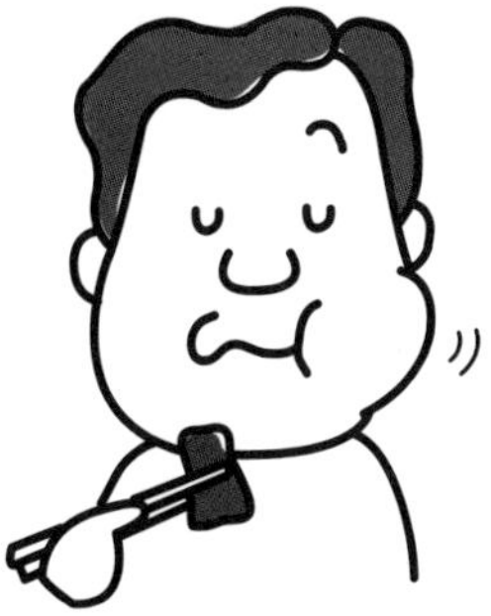

48

吃太快的三大風險！
一口食物要咀嚼三十次以上

■不進速食店，午餐吃超過二十分鐘

從E先生的例子我們可以得知，理想的飲食方式就是把食物吃進口中後咀嚼三十次。若不好好咀嚼，就會吃太快。

吃太快是百害而無一利的，其中最顯著的例子就是中餐。

二〇一九年，新生銀行以商務人士為對象所進行的問卷調查中顯示，**男性平均花二十一分鐘在午餐時間上，女性則平均為二十八分鐘**。

街上速食店林立，有站著吃的蕎麥麵、漢堡、炸雞……。出餐很快，立刻就能吃完，這樣的風格或許很適合日本人。

可是，吃太快有三個風險。

① 導致脂肪肝

我們知道，若吃太快含醣量多的食物，很快就會在肝臟囤積脂肪。

② 造成肥胖

開始進食後，直到「吃了」這個信號送到大腦中樞並出現飽足感前，約會花上二十分鐘。男性平均花二十一分用完餐，所以幾乎不會出現飽足感，容易養成吃過多的習慣。

③ 提高罹患糖尿病的風險

餐後血糖值會上升，為了抑制血糖，胰臟會分泌出胰島素。**若吃太快，血糖值會急速上升，胰臟被迫得在短時間內分泌胰島素，會造成胰臟很大的負擔。**這樣的結果反而會產生胰島素的分泌量減少等問題，最終無法控制血糖。

只要做到用餐時一口食物咀嚼三十次，就能預防這三點。

49

好好咀嚼的人能常保年輕，也不容易罹患失智症

■每次咀嚼的時候，新鮮血液就會被送至大腦！

一口食物咀嚼三十次的飲食方法還有其他很大的效用。

其中一個是**防止老化**。

咀嚼時舌頭會持續活動，如在搓揉進入到口中的食物般。這點很重要。舌頭是肌肉塊，與發音活動相關。舌頭的力量若孱弱，就無法確切發出話語的聲音。此外，吞嚥的能力會衰弱，很多時候吃進嘴裡的食物會掉出來或是跑到氣管中。

口腔機能衰弱與老化有很強烈的關連性，近年，這個議題很受矚目。咀嚼、吞嚥、說話等口腔機能衰弱的問題，就統稱為口腔衰弱。

日本顎咬合學會發表說，**單一次的咀嚼，就會輸送三．五㎖的血液至大腦**。牙齒與骨骼之間有牙周膜這個緩衝物，會因為受到壓力而擠出血液來。

輸送新鮮血液至大腦有助預防失智症。所以**愈是咀嚼，愈是能減低罹患失智症的風險**。試著去留意平常沒去注意的舌頭以及唾液功能也是很重要的。唱卡拉ＯＫ也能有效地充分使用到舌頭。

一口食物咀嚼三十次的第二個效能是**改善唾液分泌**。

唾液有殺菌口腔的效用。若是唾液變少，口腔中雜菌會增生，容易罹患蛀牙或牙周病。牙周病會帶給脂肪肝以及糖尿病不好的影響，這點請於第七十三頁再做確認。牙周病當然也會造成口臭。此外，口腔經常乾燥的人，也有可能是唾液分泌不足。

只要活動舌頭，唾液就會旺盛分泌，就能解決這個問題。

50

只要在料理中增加硬一點的食材，自然就會好好咀嚼

■在孩童間廣為流傳的「新型喜好」是什麼？

最近，你有吃硬的食物嗎？

在以前的餐桌上，應該有著不少偏硬的食物。例如肉類也是筋很多，很有嚼勁。可是現今卻變得非常柔軟，可以不太咀嚼了。這也是造成咀嚼次數減少的原因。

這問題在小孩間更為嚴重。聽說在國小營養午餐中，若有出現肉類，很多孩子都會說：「肉好硬，不喜歡吃。」而剩下來。這現象可以被稱為「新型喜好」。若連現今柔軟的肉都會覺得偏硬，就會愈加變得不去咀嚼。必須要讓孩子們養成咀嚼的習慣。

至少在家中，請**增加偏硬的食材來鍛鍊口腔**吧。

51

有沒有用啤酒來吞吃小菜？在居酒屋中也應該要好好咀嚼

■小菜要選「有嚼勁的蛋白質或蔬菜」

據說最近不喝酒的人增多了，即便如此，工作結束後和朋友或同事一起去喝酒仍是一大樂趣。我也喜歡喝酒，晚上的「喝上一杯」是不可欠缺的。

可是**喜歡啤酒或High-ball（酒混合蘇打水）的人尤其要請注意咀嚼的次數**。因為很多時候，開心的一杯會成為吃太快的原因。

或許大家會覺得：「一邊大口喝著冰涼的啤酒，一邊吃下酒菜，這點哪裡不行？」其實我們經常會看見有人是用啤酒來吞吃小菜的吃法在進食。可以說，**左手拿啤酒杯，右手拿筷子的人幾乎都不會咀嚼就吞下去**。

這些人別說一口食物咀嚼三十次了，應該連幾次都沒咀嚼到吧。

我建議可以**將「吃」與「喝」分開來**。

若是喝啤酒，就放下啤酒杯再吃下酒菜。好好咀嚼後再吞下去，然後再放下筷子喝啤酒，請重複這樣的動作。

因此，我們也來看看該吃什麼下酒菜比較好吧。

我推薦如左圖「輕控醣瘦身」為基本菜色。盡量避開洋芋片及義大利麵，主餐也不要吃飯或麵類。**請選用蛋白質或膳食纖維多的下酒菜**。

比起通心粉沙拉，蔬菜棒比較好；韭菜炒豬肝比馬鈴薯可樂餅好。因為有嚼勁，能增加咀嚼的次數。

喝酒時要吃什麼下酒菜比較好呢？

推薦下酒菜

唐揚炸雞
烤魚
生魚片
醃漬物
蔬菜棒
韭菜炒豬肝
炒牛蒡絲
毛豆
冷豆腐
雞蛋捲

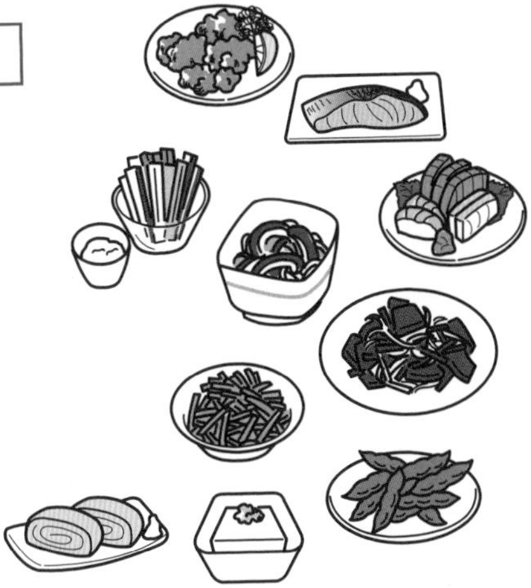

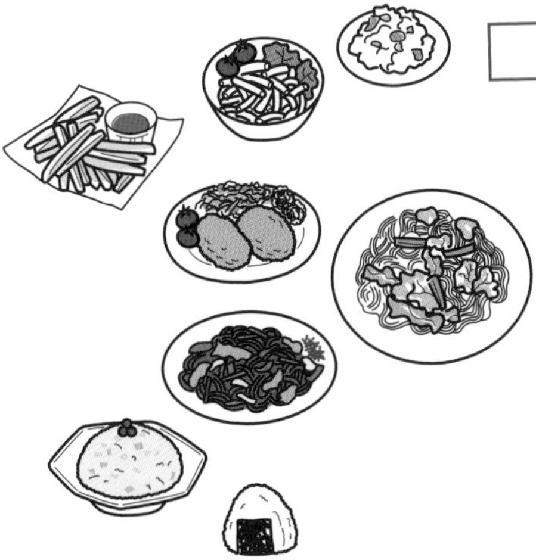

NG下酒菜

馬鈴薯沙拉
通心粉沙拉
炸薯條
馬鈴薯可樂餅
炒米粉
炒麵
炒飯
飯團

52

一個人吃飯會助長吃太快。試著邀同事一起吃中餐吧

■若要一個人吃飯，「邊吃邊做其他事」也很不錯！

以下介紹三個可以避免吃太快的簡單訣竅。

①不要一個人吃飯

若是一個人吃飯，就容易吃太快。盡可能去邀約朋友、同事、後輩一起吃飯吧。這樣就能一邊說話，一邊慢慢吃。**若是邀約平常不太與之交談的人，還能建立起新的人際關係，**或許也**能產生工作上的嶄新發想**。

若工作內容是拓展業務，也可以約客戶來場午餐會議。雖然稍微有點緊張，但能花點時間吃飯。

②邊吃飯邊做其他事

或許大家曾在孩提時代邊看電視或邊看漫畫「邊吃飯」時，有被責罵過「規矩不好」。可是一個人吃飯時，**為了不吃太快，邊做其他事邊吃飯並沒有什麼不好**。

二〇一六年，在ＮＨＫ製作的「飲食生活相關民意調查」中，十六～二十九歲間會在吃飯時滑手機的人，男性提升到三十四％、女性則是提升到四十五％。在現代，一個人吃飯的情況增加了，「邊吃飯邊做其他事規矩很不好」這樣的觀念應該也變淡薄了吧。

③去美食店

吃超商便當、在公司的辦公桌或公園長椅上吃飯也是造成吃太快的原因。希望大家改變「要趕時間就草草了事」的想法，特意改去美食店、評價高的店家。**只要有「享受中餐」「偶爾也多花些錢」這樣的心，就能好好品嚐、用餐。**

53

若從白飯開始吃起，脂肪肝的發展就會突飛猛進。從蔬菜、肉類開始動筷吧

■最佳順序是膳食纖維、蛋白質、水分，然後醣類

要擊退頑固的脂肪肝，修正飲食順序很重要。

做法很簡單，只要依以下順序進食即可。

①**膳食纖維**（蔬菜、海藻、菇類）

②**蛋白質**（肉、魚、蛋、大豆製品）

③**水分**（味噌湯、湯類）

④**醣類**（白飯、麵類、麵包）

例如吃烤魚定食的時候，在烤魚、白飯、味噌湯、水煮鹿尾菜、小沙拉、淺漬小菜這些菜

色中，各位會從哪道開始吃起呢？

應該很多人吃的順序會是：先吃飯，接著吃魚、喝味噌湯。可是這樣吃會讓醣類很快被吸收，使得血糖值急速上升，往罹患脂肪肝的道路前進。

首先，希望大家有多餘的心力來**好好檢視料理**。觀察魚燒烤的程度、餐具的顏色與形狀，以及沙拉的顏色等，也是飲食的一種樂趣。

然後品嚐水煮鹿尾菜或沙拉。攝取膳食纖維能減緩醣類的吸收。接著吃屬於蛋白質的魚。若有添加酢橘或柑橘，就要充分淋上去。

接著是喝**味噌湯**。透過水分讓肚子感到飽足，就不會吃太多醣類。

最後則是吃飯。請配著淺漬小菜以及味噌湯、剩下來的魚肉一起吃。因為已經不是空腹了，應該就不會吃得太快。

54

脂肪肝在年輕人中也在急遽增加。原因就出在「不吃早餐」！

■二十多歲男性有三成都「不吃早餐」

脂肪肝不僅在中年以及老年人間增加，在二十幾歲的年輕人間也在急速增加。我認為，**在二十多歲這麼年輕時就罹患脂肪肝最大的原因就是不吃早餐**。

依據二〇一七年的厚生勞動省調查得知，二十歲世代不吃早餐的比率，男性攀升到約為三十一％、女性則為二十四％。所謂不吃的比率是回答早餐「什麼都沒吃」「只吃零食或水果」「只吃錠劑或營養飲料」等人的比例。

二十歲世代不吃早餐的比率，不論男女，都被標記為各世代的最高值。以成人全體不吃早餐的比率，亦即男性十五％、女性十％的程度去做推測，二十歲世代吃早餐的比率完全不夠。

若以為：「因為很麻煩啊。而且只要不吃早餐也有減肥的效果吧？」那就完全錯了。

若是不吃早餐，從前一天的晚餐起到當日的中餐為止，會是超過十六小時的斷食。**這麼一來，身體為了消除飢餓狀態，就會進入緊急補給醣類的態勢**。到了下次用餐時，就會大量分泌胰島素。

我不認為不吃早餐的年輕人會細嚼慢嚥地吃以蔬菜或魚為主的中餐。加上空腹，應該還會把飯跟麵都吃很快吧。

醣類迅速被吸收，然後又分泌出大量的胰島素，所以即便很年輕，會增加中性脂肪也是理所應當。

請養成習慣，用餐量的比例是早上三、中午四、晚上三，同時在固定的時間，好好吃飯。若吃飯不規律，晚上很晚吃飯的情況也會增加，**深夜用餐也是導致中性脂肪增加的原因**。

本來，夜晚可以說是容易瘦下來的時間帶。因為**有燃燒脂肪作用的「成長荷爾蒙」是在晚間十點到凌晨兩點的時間帶中分泌最旺盛**。

但是成長荷爾蒙也有會升高血糖值的效用，空腹時會大量分泌，另一方面，若是因用餐而導致處於血糖值上升的狀態，則不太會分泌。因此也不容易燃燒脂肪。

此外，最近被稱為BMAL1的蛋白質也很受注目。**BMAL1中有會形成脂肪的效用，**但也是晚間十點到凌晨兩點的時間帶間，分泌量才會來到高峰。

在這個時間帶攝取醣類，可以說是在刻意增加中性脂肪。不吃早餐、深夜用餐，這兩者都是應該要改掉的壞習慣。

第6章

零壓力！靠輕肌力訓練打造「低脂肪體質」

這樣做就能持續下去喔，而且隨時隨地都能做！

55

做一個月的慢速深蹲，讓中性脂肪的數值下降到驚人的程度！

■對繁忙而無法運動的人來說有絕大的效果！

F先生（四十歲）在貿易公司擔任管理職。在這幾年內，他的體重增加了，體型也變得圓滾滾，因為擔心健康檢查中的血糖值，所以想來接受治療。

的確，**在他長褲腰帶上的肚子表明了沉甸甸地囤積著內臟脂肪**。毫無疑問地，他罹患有脂肪肝。

直到五年前，F先生都有去健身房，但他很遺憾的表示：「因為很忙，就不能去了。」他說自己本來就很喜歡運動，所以我推薦他做慢速深蹲。

慢速深蹲與一般的深蹲有點不一樣。

「慢速深蹲」的做法

①
雙腳打開略比肩寬，
雙手在胸前交叉。

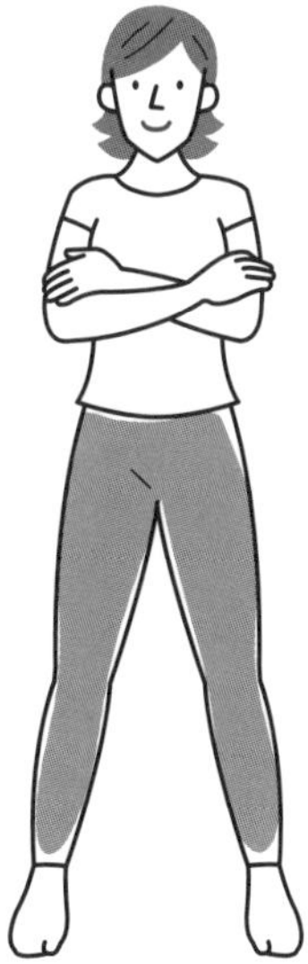

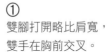

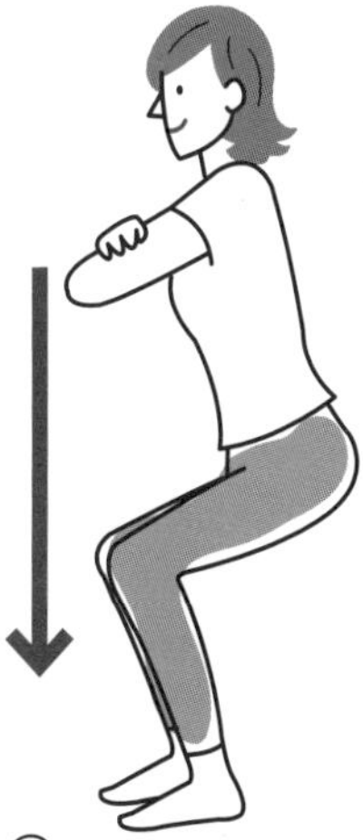

②
吸氣五秒，同時慢慢彎曲膝蓋。膝蓋彎曲到腳趾間正上方為止。臀部稍微往後推出，彎曲膝蓋時，大腿用力。

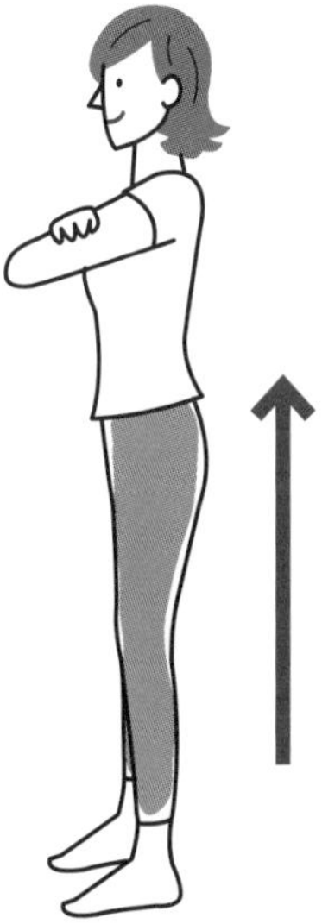

③
吐氣五秒，同時慢慢地站起。站起來時，不要完全拉直膝蓋，然後再度做出彎曲的動作。

①雙腳打開略比肩寬。

②花五秒慢慢彎曲膝蓋、腰部下沉

③停住，然後立刻再花五秒伸直膝蓋，抬起上半身。

④回到原本的狀態，別休息，再立刻重複①～③。

重複①～③五次是一組。總計在五十秒間，不停止動作地持續緩慢用力。

一般深蹲的用力是重複放鬆的動作，但透過持續用力，**慢速深蹲能給予像慢跑那樣長時間有氧運動的同等刺激**。肌肉會誤以為是接受到了長時間的刺激而分泌成長荷爾蒙，脂肪就會有效燃燒。

休息十秒後再重複第二組。全部共做三組，總計做三分鐘。最理想的是早上與晚上各做這個運動一次。

此外，彎曲膝蓋的時候要吸氣。腰往下沉的時候吐氣，伸直時也是請吸氣。

40歲F先生血液檢查數值的變化

各目標值 \ 測量日		7/13	8/16	9/21	10/17
AST	16（IU/ℓ）以下	45	17	14	14
ALT	16（IU/ℓ）以下	83	31	18	22
γ - GTP	0-80（IU/ℓ）以下	45	37	31	35
HbA1c	4.6-6.2（%）	9.1	6.7	5.9	5.8
血小板數	15（X10^4 μℓ）以下	20.2	21.4	20.9	19.8
葡萄糖	70-109（mg/dℓ）	122	116	111	114
白蛋白	4.5（g/dℓ）以上	4.4	4.4	4.5	4.6

開始一天三次的慢速深蹲

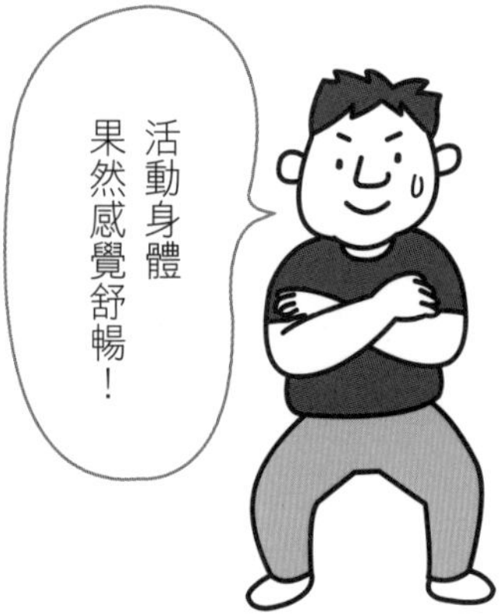

慢速深蹲會確實帶給肌肉負荷。若日常運動不足，或許一開始只進行一次就會很吃力。我也向F先生建議：「因為你工作也很忙，總之就先持續早晚做一組吧。」

F先生一個月後來回診時，肉眼可見的苗條了許多。他說：「慢速深蹲很有趣，我每天早晚都會做五組。」他果然很喜歡運動呢，**所以體重**似乎**也減輕了一公斤**。

檢查他的血液後後現，如前頁圖表所示，糖化血紅色素、AST、ALT的數值都改善得非常漂亮。而且明明沒有改變飲食，**單靠慢速深蹲，兩個月後，AST也下降到了理想值**。

56 只要活動下半身的大肌肉，就能迅速燃燒脂肪！

■靠超級運動來改善脂肪肝與「脂肪肌」

以慢速深蹲為首的運動習慣，就改善脂肪肝來說能發揮很大的威力。

例如若是肥胖或罹患了糖尿病，胰島素的作用就會減弱，但肝臟中就容易囤積中性脂肪，運動能改善肥胖與糖尿病。此外，只要靠運動來消耗能量（葡萄糖），就難以形成中性脂肪。

我的目的同時還有**依靠運動來改善脂肪肌**。

我在第五十六頁中提到，若治療脂肪肝卻不見改善時，就可能是脂肪肌。一旦變成脂肪肌，肌肉的量會減少，引起胰島素阻抗，減弱胰島素的效用。這也被認為是與形成頑固的脂肪肝有關。

我把目標放在中性脂肪容易囤積的大肌肉上。此外，肌肉愈大，愈容易出現運動效果。

大塊肌肉都集中在下半身。我試著按大小順序排列。順帶一提，深蹲是能刺激到全部這四種肌肉的超級運動。

①**股四頭肌**（大腿前側肌肉）

②**小腿三頭肌**（小腿肚的肌肉）

③**臀大肌**（臀部的肌肉）

④**大腿後肌**（大腿後面的肌肉）

57

小腿肚是「第二個心臟」。只要好好鍛鍊，也能提升大腦的運作

■推薦在通勤和公司內都能做的「緩慢抬起腳根再放下」運動

小腿三頭肌是小腿肚腓腸肌與比目魚肌的總稱，稱為「第二個心臟」，具有重要的功用。

不論是站或坐，人的血液都會受到重力的影響而容易積累在下半身。而且心臟必須要把新鮮的血液從上半身不斷運送到大腦。

小腿三頭肌**擔任的角色是泵浦，就是將下半身的血液以違反重力的形式推回到上半身**。活動下半身時，小腿肚會因收縮、膨脹的抽運作用，把血液搬運到上半身。為了不讓好不容易推回來的血液逆流，腳的靜脈到處都有逆流防止閥。

順帶一提，睡覺時血壓會下降，那是因為身體躺平了，將血液送到大腦時的壓力就算減弱了也沒關係。即便不睡覺，只要身體躺平，血壓就會下降。

緩慢抬起腳根再放下的運動能鍛鍊這個重要的肌肉，做法如下：

①花四秒抬起腳根。

②花四秒放下腳根，在離地約一公分處停止，再花四秒上抬。

踮起腳尖時，為了維持身體的平衡，可以抓住椅子等物品。緩慢抬起腳根再放下的運動，就算在通勤時也可以拉著吊環站著做。**進行事務工作時，若覺得腳的血液循環不好，只要站起來進行這個「緩慢抬起腳根再放下」的運動**，大腦就會變清晰。

「緩慢抬起腳根再放下」的做法

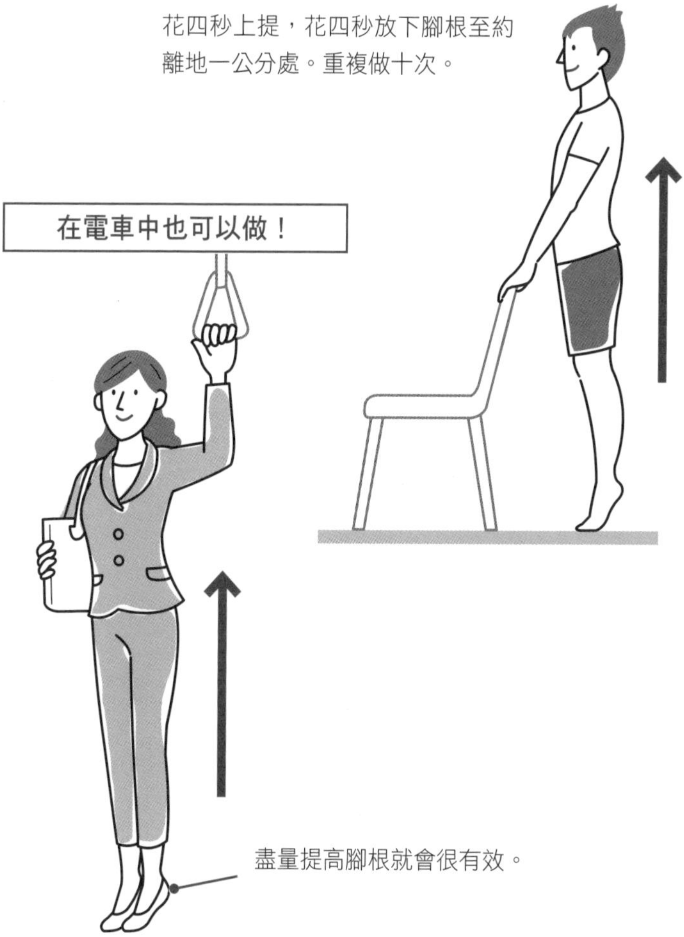
花四秒上提，花四秒放下腳根至約
離地一公分處。重複做十次。
在電車中也可以做！
盡量提高腳根就會很有效。

58

伸展腿部的「抬大腿」運動可以集中刺激最大的肌肉群

■坐在椅子上，澈底鍛鍊股四頭肌

股四頭肌是由股直肌等四個肌肉構成。伸展腿部的運動能直接刺激這裡。可以說單就人體最大肌肉群而言，運動效果也很大。

①深坐於椅子中，伸直背脊

沉穩地深呼吸以避免駝背

②兩腳併攏，雙腳上提與地面平行

訣竅在於留意大腿的前側與腹肌要用力。

上提與放下各一秒左右就行。腳上抬時吐氣，放下時吸氣。五次為一組，一次進行五組。

「伸展腿部」的做法

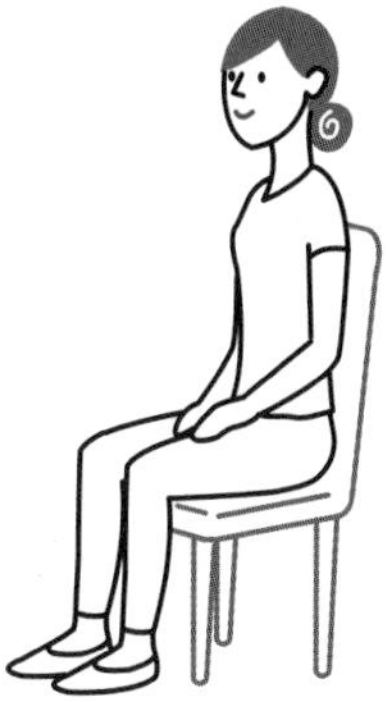

坐在椅子上，伸直背脊

深坐於椅子中，伸直背脊。若坐得比較淺或是有駝背，就不太能提升訓練效果，所以要坐好。

兩腳上抬至與地面平行

大腿用力，保持雙腳水平。這樣做，會更能收縮肌肉，更有待訓練效果。

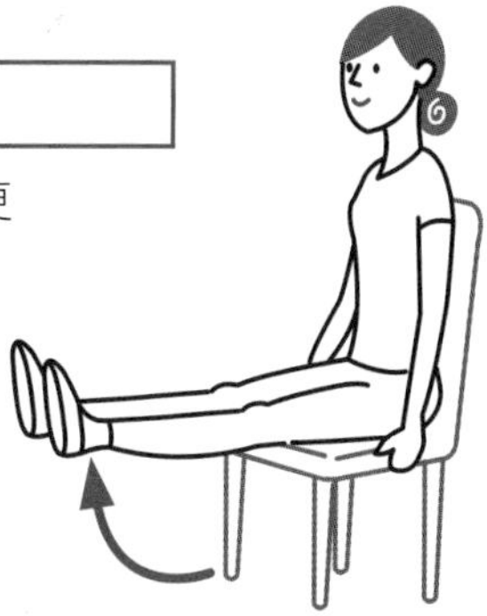

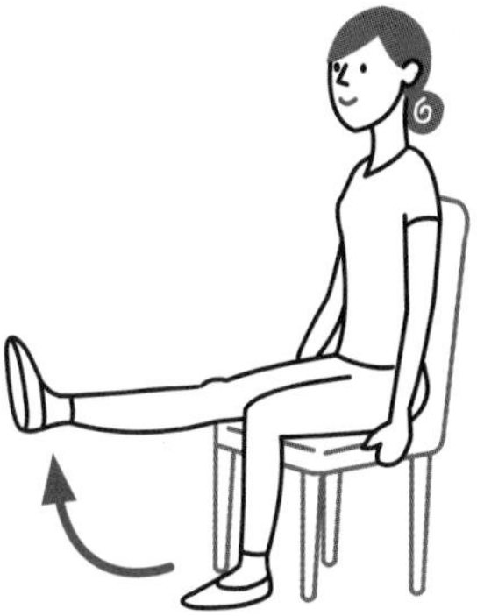

依序一一抬起單腳

若動得太快會受傷，要慢慢、謹慎地上抬。

59

用臀橋式雕塑臀大肌。姿勢與樣貌都會變好看！

■只要躺著然後抬起腰部！

臀大肌是人體最大的單獨肌肉，所以只要鍛鍊，就能有效減少中性脂肪。此外，做臀橋式也有可能改善姿態與體型。

最適合鍛鍊臀大肌的運動就是臀橋式。

①仰躺在地上，彎曲膝蓋成直角。腳底貼在地板上。

②一邊吐氣，一邊上提臀部，讓上半身與大腿呈一直線。

訣竅是臀大肌用力，收緊屁股。

③一邊吸氣，一邊回復到本來的姿勢。

十五次為一組，請進行三組。

收緊屁股的「臀橋式」做法

仰躺，膝蓋彎成直角

仰躺，立起膝蓋，彎成直角。腳底貼在地上。

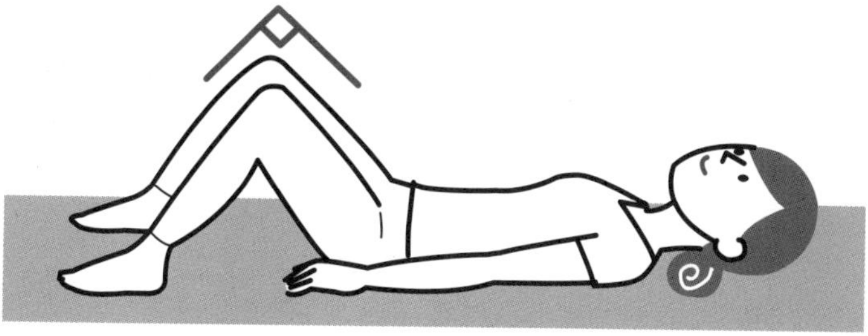

順勢提起臀部

一邊吐氣，一邊提起臀部，讓上半身與大腿呈一直線。臀大肌用力，收緊屁股。一邊吸氣，一邊放下。做這個動作15次X3組。

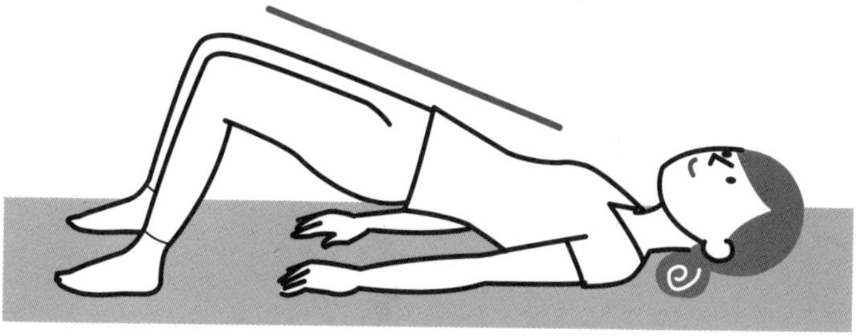

60

無氧運動與有氧運動的平衡是打造「低脂肪體質」的關鍵

■「燃燒脂肪」與「增加基礎代謝」在減肥中是相輔相成！

運動分有無氧運動與有氧運動兩種。

雖說是無氧運動，但不是說要停止呼吸的意思。**這種運動是透過在短時間內施加龐大負荷，讓肌肉增大**。能量源是蓄積在肌肉內的三磷酸腺苷，但因有限量，只能持續進行無氧運動幾分鐘。

使用到啞鈴及機器的肌肉訓練是無氧運動的代表。此前所介紹到的慢速深蹲也能進入無氧運動之列。

而所謂的有氧運動則是一邊吸取氧氣，一邊燃燒脂肪與醣類的運動。因此**減肥時**，人們常說**有氧運動是更有效果的**。因為能長時間持續下去，也有提升心肺機能的效果。健走、慢跑等就是有氧運動的代表。

可是，無氧運動也和有氧運動一樣對減肥有效。因為**透過無氧運動增大肌肉後，會提升基礎代謝**。

應該也有人會說：「這些道理我都知道，但我就是討厭運動。」即便難得開始運動，也有不少例子是碰到「今天下雨」「身體莫名不舒服」而立刻受挫的。

可是來到我診所的患者們，有很多人都是雖心不甘情不願的開始運動，卻以此為契機，變成了判若兩人的理想體型。看著這些完全變健康的人，我也感到很高興。

那麼接下來，我就要來介紹有氧運動。請各位不要嫌麻煩，務必試著去做。

61

以一天走八千步為目標，挺直背脊健走！

■使用APP，隨時掌握自己的步數

健走應該是有氧運動中最容易開始的運動。不須要使用道具，能用自己的步調來進行。要提升效果，就請留意以下的重點。

- ・以正確的姿勢行走
- ・以飛快的速度行走
- ・目標是一天走八千步

尤其重要的是姿勢。首先請留意要伸直背脊。若背部弓起，就無法充分揮舞手臂，腳也無法好好行動，無法走快。

提升運動效果
正確的健走姿勢

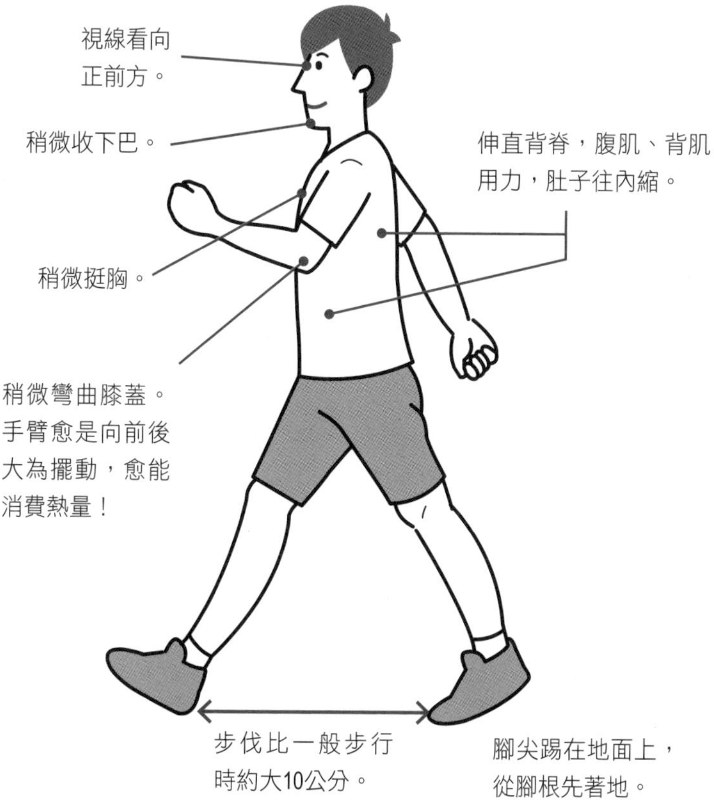
視線看向
正前方。
稍微收下巴。
伸直背脊，腹肌、背肌
用力，肚子往內縮。
稍微挺胸。
稍微彎曲膝蓋。
手臂愈是向前後
大為擺動，愈能
消費熱量！
步伐比一般步行
時約大10公分。
腳尖踢在地面上，
從腳根先著地。

若坐辦公桌的事務工作多，不論怎麼說都容易駝背，所以要**留意挺直背脊，就像是從天把頭往上拉般**。

其次，請留心保持在一定程度的速度上。不須要勉強走很快。只要注意到第一七九頁插畫中的幾點，自然能提升速度。

一天的目標，包含日常步行在內，設定為八千步。也有手機可以自動計算步數，還有各種免費APP可以下載。不使用手機的人，使用計步器也可以。

若是搭乘電車通勤的人，**覺得「步數不夠」時，請提前一或兩站下車用走的**。改爬樓梯不搭手扶梯也很有效。

62

高血壓的人可以放心進行水中散步。別忘了要補給水分

■也能減少傷害到膝蓋以及腰部的風險，所以很令人開心

對身體最溫和的有氧運動應該就屬水中散步。

首先就是**不用擔心血壓會上升**。

若就一個月、半年的長遠眼光來看，運動可說能安定血壓，但運動中血壓容易上升。尤其是無氧運動，上升的風險高，而有氧運動上升的風險也不小。

可是若是在水中，因為有浮力，血壓就會下降。就算進行運動，血壓也不會上升到危險的程度。

因此，對於「血壓高，所以不放心去做運動」的人，我都會推薦水中散步。

此外，拜浮力之賜，**幾乎不會帶給膝蓋以及腰部負擔**。可說是最適合「想減重，但以現今的體重來看，很讓人猶豫不決」的人。

水中散步很簡單。請用與前項健走同樣的要領在游泳池中步行。不過有兩點須要注意。

・開始前先淋浴

・要補充水分

淋浴以適應游泳池的溫度能減少對心臟的負擔。

此外，在水中或許會沒注意到，但卻會流不少汗。運動前後，請補給充足的水分。

63

泡澡時進行按摩、刷牙，做好入睡的準備

■熱水的溫度最好設定在三十八～四十度

雖與運動無關，但既然說到了與水相關的話題，接下來我們還是來談談泡澡的效用。只要浸泡在溫度適中的熱水裡，身體就會溫暖起來，血管會擴張。在降血壓、改善血液循環，以及放輕鬆上有極大的效用。若熱水過熱，血壓會上升，所以最恰當的溫度是三十八～四十度。

入浴中可以進行按摩或刷牙。搓揉小腿肚、大腿、手臂，以及肩膀等，舒緩全身。理想的刷牙時間是刷五分鐘，若是在泡澡時刷，就算花五分鐘也不會覺得麻煩。

此外，入浴一個小時後是入睡的絕佳時機。在溫熱的身體變冷時，睡眠荷爾蒙「褪黑激素」就會分泌出來，所以入浴後嚴禁熬夜。

64

舒暢地伸直背部，擺脫對血液循環有不良影響的「駝背」！

■鬆弛肌肉，全身機能就會瞬間提升

在運動的同時，也必須要保養肌肉。每天可以進行拉伸肌肉的的伸展運動。這麼做有多種效果，例如提高柔軟性、消除疲勞，以及容易注意到要維持正確的姿勢。

最重要的是伸展背脊。我們的後背有著背闊肌與斜方肌等肌肉，這些肌肉肩負著保持姿勢的重要任務，在預防駝背上有很大的效果，當然也能防止肩膀僵硬。

做法很簡單。首先，挺直背脊站立，雙手輕鬆交握於胸前。接著只要輕輕彎曲膝蓋並拉伸後背的肌肉即可。

雖是要把兩肩往前推，但訣竅是要舒暢地鬆開背部。

「後背伸展」的做法

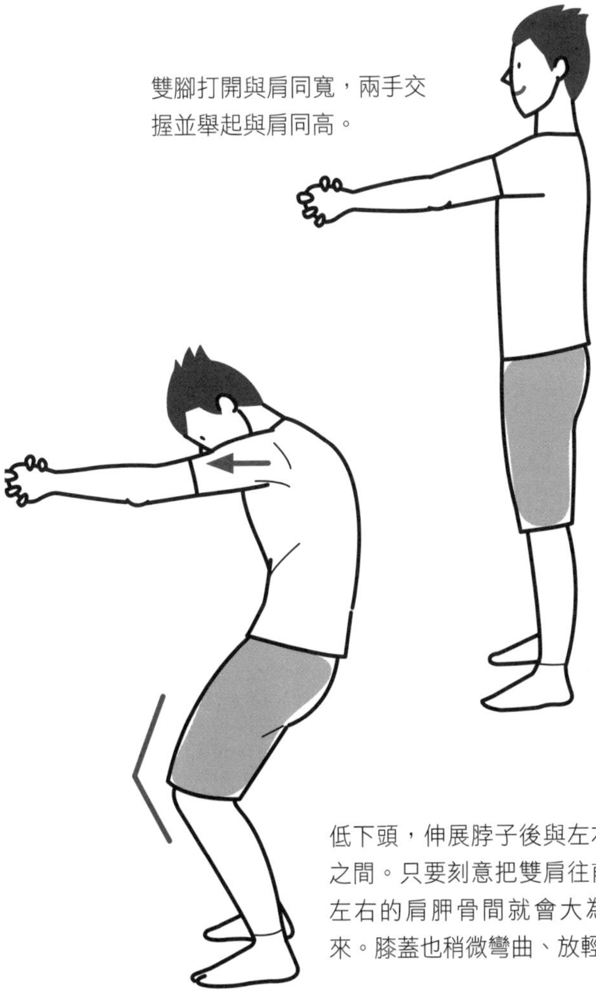

雙腳打開與肩同寬，兩手交握並舉起與肩同高。

低下頭，伸展脖子後與左右肩胛骨之間。只要刻意把雙肩往前推出，左右的肩胛骨間就會大為伸展開來。膝蓋也稍微彎曲、放輕鬆。

現代人即便是不太處理文書工作的，都容易駝背。我認為手機是元兇。若長時間滑手機，就會縮起肩頸，背部就會拱起來。

駝背會帶給身體不好的影響，像是血液循環不佳、血壓上升、壓迫內臟、肺活量減少等。當然，這也會成為罹患脂肪肝與生活習慣病的主要因素。

請看第一八七頁的插畫。若駝背，本應該是直立的頸骨就會往前傾。這就稱為頸椎僵直。頭部的重量會一口氣全加在頸部與肩膀的肌肉上，導致肩頸僵硬、頭痛，嚴重時就會成為引起頸椎間盤突出的原因。

此外，人常會在無意識中使用到腰部的肌肉。若一直駝背，腰部的肌肉就會長時間消耗能量而疲憊。不斷重複這樣的情況會讓肌肉以及背脊變形，成為腰痛的原因。

導致脂肪肝的「駝背」

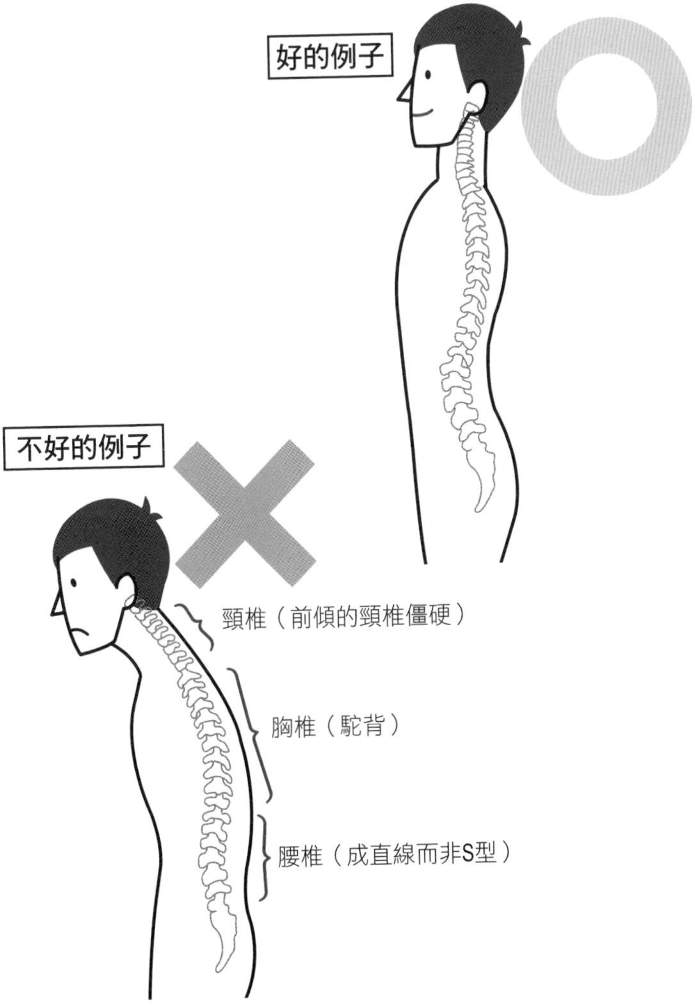
好的例子
不好的例子
頸椎（前傾的頸椎僵硬）
胸椎（駝背）
腰椎（成直線而非S型）

65

消除腰部疲勞的伸展也有防止腰痛的功效！

■慢慢彎曲到覺得舒暢為止

與背部同樣重要的就是腰部的伸展。**不管什麼動作都會使用到腰部，可說是重要部位。**腰部若發生疼痛，不僅會給生活帶來不便，也無法進行能改善脂肪肝的運動。讓我們來透過伸展預防腰痛吧。

首先，坐在地板上，雙腳腳板交合。然後將左右手掌心向上，從大腿內側插入到小腿下。這個姿勢會讓上半身往前方傾倒。一邊吐氣，一邊花十秒往前屈。以**讓自己舒服就好**，若是勉強彎曲會感受到疼痛。

「腰部伸展」的做法

腳底相合而坐，手插進去。

坐在地上，雙腳腳板交合。兩手掌心向上，如要包覆腳踝般，鑽入小腿下。

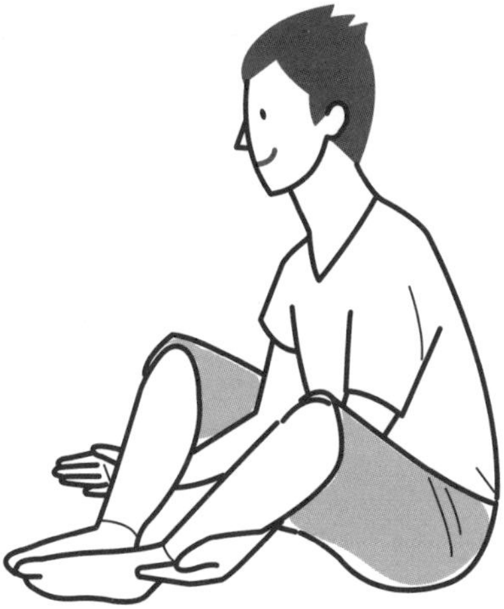

兩手上抬，身體前屈。

抬起插入的兩手，身體前屈。上半身靠近地板，大大伸展腰部，數10秒。

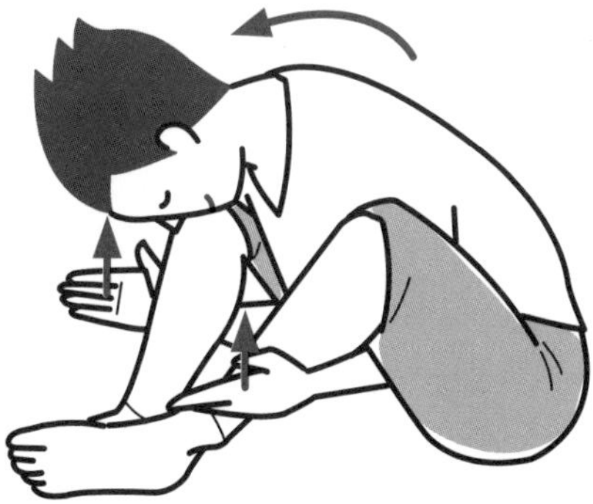

66

要保持自律神經的平衡，最好的方式就是抒解壓力

■嘻笑、玩鬧，偶爾也哭泣。還有熟睡是致勝關鍵！

本書的最後想來談一下**造成脂肪肝與生活習慣病的根本原因，也就是造成各種不適的原因——壓力**。

壓力也是自律神經失調的原因。

自律神經由交感神經與副交感神經構成，交感神經在人活動時占優勢，副交感神經則是在人放鬆時占優勢。**透過自律神經平衡良好地發揮效用才能保持健康**。

例如就寢時會因副交感神經在起作用而能熟睡。反過來說，若是交感神經占優勢，心跳數會上升、想睡卻睡不著而失眠。

自律神經失衡的最大原因就是壓力。從人際關係、金錢問題、工作壓力到噪音、大氣汙染，有各種的壓力，所以不可能完全消除。**重要的是順利抒解壓力**。以下兩個方法就很有效。

① 擁有興趣

只要擁有運動、料理、藝術等興趣，也能拓展交友關係。此外，透過觀賞電影或相聲等，又哭又笑的，也能抒解壓力。

② 確保睡眠時間

透過循規蹈矩的生活能保持自律神經的平衡。持續著到晚上才起床、到中午才睡覺的生活是NG的。

循規蹈矩的生活基本就是睡眠。若能決定好在某時段上床、熟睡，多少都能克服點壓力。市面上也充斥著許多有助入眠的音樂、精油、枕頭、保健食品等各式各樣的產品。各位也可以去尋找適合自己的物品。

67

改革小觀念，讓健康更進一步，

■別瞭望「千里」，專心在今天的「一步」

近年來，在商界，**「健康經營」**這個詞很受關注。那樣的想法是，**用經營的角度來看待工作人員的健康管理，並優先致力於此**的公司才會成長。經營學者羅伯特・羅森（Robert Rosen）說：「有健康的工作人員才能打造收益性高的公司。」主張Healthy Company（健康經營）的重要性。

但是厚生勞動省發表說，企業在進行定期健康檢查時「有超過半數人只看些血壓、肝機能以及血糖值的結果」。

不知道是不是健康經營的觀念還沒普及，不論政府還是經營方如何鼓吹，若每位工作人員**都沒有自我改革的觀念**，或許就會**難以實踐**。

本書中介紹了有效消除脂肪肝與生活習慣病的方法，所有人都能簡單做到。

可是要去實踐就必須要稍微改革一下觀念。像是「先吃蔬菜或蛋白質，再吃飯」這類建議，看來非常簡單。可是其中也有人因為不認為累積這些小事很重要，所以才總是無法實行。

有句話說：「千里之行始於腳下。」想要獲得健康，不需要行走「千里」這樣的苦行。

可是必須踏出「一步」。

請無論如何都先踏出一步，以獲得健康的生活。

Note

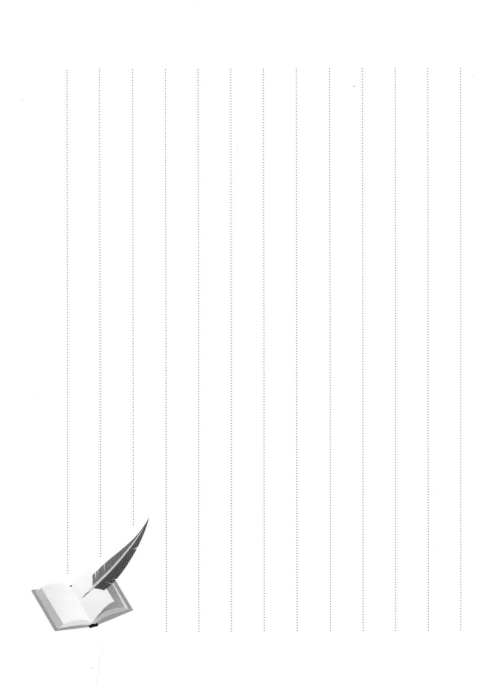

Note

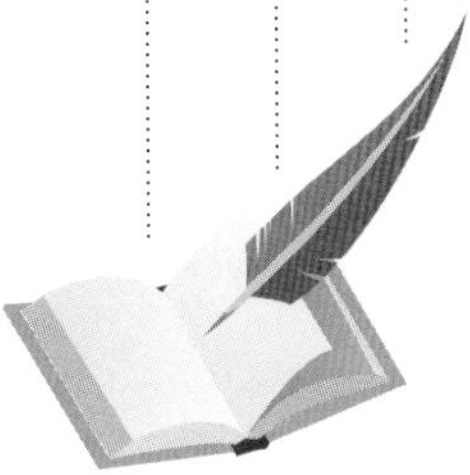

Note

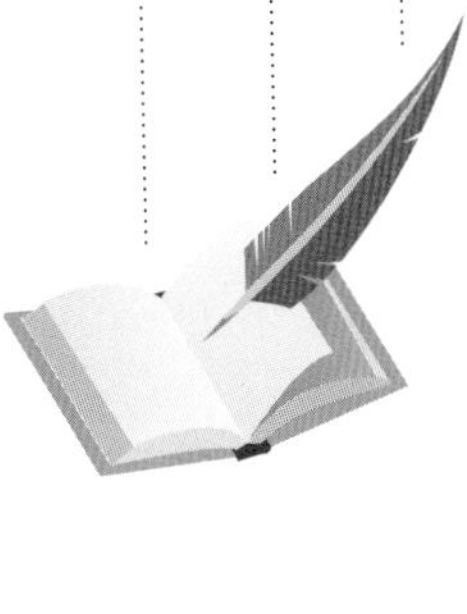

國家圖書館出版品預行編目資料

一週輕控醣，擺脫脂肪肝：不忍耐、不挨餓，快速減去內臟脂肪/ 栗原毅作；楊鈺儀譯. -- 初版. -- 新北市：世茂出版有限公司, 2023.03
面；　公分. -- (生活健康；B503)
ISBN 978-626-7172-22-3(平裝)

1.CST: 肝病　2.CST: 脂肪肝
3.CST: 保健常識　4.CST: 健康法

415.53　　111022284

生活健康B503

一週輕控醣，擺脫脂肪肝：不忍耐、不挨餓，快速減去內臟脂肪

作　　者／栗原毅
譯　　者／楊鈺儀
總　　編／簡玉芬
責任編輯／陳怡君
封面設計／林芷伊
出 版 者／世茂出版有限公司
地　　址／(231)新北市新店區民生路19號5樓
電　　話／(02)2218-3277
傳　　真／(02)2218-3239（訂書專線）
劃撥帳號／19911841
戶　　名／世茂出版有限公司　單次郵購總金額未滿500元（含），請加80元掛號費
世茂網站／www.coolbooks.com.tw
排版製版／辰皓國際出版製作有限公司
印　　刷／傳興彩色印刷有限公司
初版一刷／2023年3月

ＩＳＢＮ／978-626-7172-22-3
ＥＩＳＢＮ／9786267172278 (PDF) / 9786267172285 (EPUB)
定　　價／320元